# Livro de registo da dor

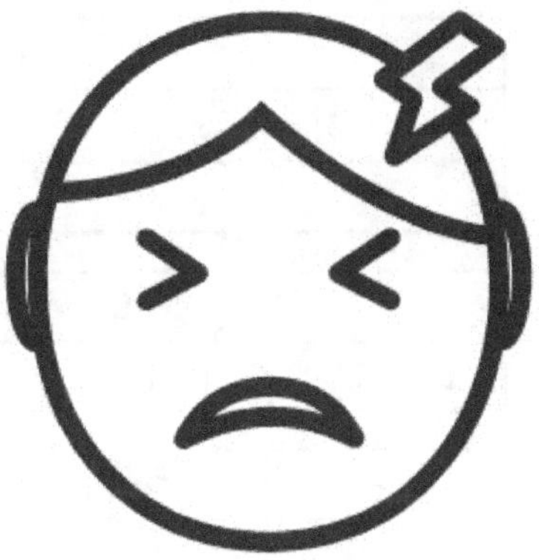

## Este livro pertence a:

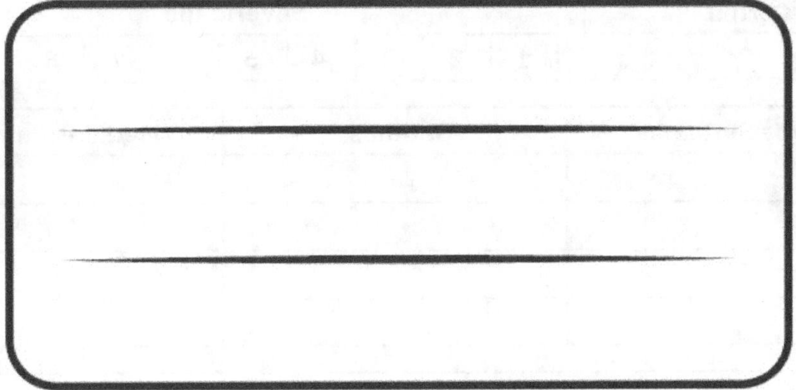

Este livro de registo regista datas, energia, actividade, sono, níveis/área de dor, refeições e muitas outras coisas úteis.

# Livro de registo da dor

| Data :- | | Sef | Tef | Quf | Quf | Sef | Sab | Dom |
|---|---|---|---|---|---|---|---|---|

## Área de dor

| Início | Fim |
|---|---|
| | |

| Duração |
|---|
| |

### Local do corpo

| | |
|---|---|
| Frente | Verso |
| Esquerda | Direita |

### Severidade

| 1 | 2 | 3 | 4 | 5 | 6 | 7 | 8 | 9 | 10 |
|---|---|---|---|---|---|---|---|---|---|

| Início | Fim |
|---|---|
| | |

| Duração |
|---|
| |

### Local do corpo

| | |
|---|---|
| Frente | Verso |
| Esquerda | Direita |

### Severidade

| 1 | 2 | 3 | 4 | 5 | 6 | 7 | 8 | 9 | 10 |
|---|---|---|---|---|---|---|---|---|---|

| Início | Fim |
|---|---|
| | |

| Duração |
|---|
| |

### Local do corpo

| | |
|---|---|
| Frente | Verso |
| Esquerda | Direita |

### Severidade

| 1 | 2 | 3 | 4 | 5 | 6 | 7 | 8 | 9 | 10 |
|---|---|---|---|---|---|---|---|---|---|

## Energia

☆ ☆ ☆ ☆ ☆

## Actividade

☆ ☆ ☆ ☆ ☆

## Dormir

☆ ☆ ☆ ☆ ☆

| Outros Sintomas | Gatilhos | Medidas de alívio |
|---|---|---|
| | | |
| | | |
| | | |
| | | |

## Comentários

| |
|---|
| |
| |

# Livro de registo da dor

| Data :- | | Sef | Tef | Quf | Quf | Sef | Sab | Dom |
|---|---|---|---|---|---|---|---|---|

## Área de dor

| Início | Fim | | Local do corpo | |
|---|---|---|---|---|
| | | | | |
| Duração | | | Frente | Verso |
| | | | Esquerda | Direita |

### Severidade

| 1 | 2 | 3 | 4 | 5 | 6 | 7 | 8 | 9 | 10 |
|---|---|---|---|---|---|---|---|---|---|

| Início | Fim | | Local do corpo | |
|---|---|---|---|---|
| | | | | |
| Duração | | | Frente | Verso |
| | | | Esquerda | Direita |

### Severidade

| 1 | 2 | 3 | 4 | 5 | 6 | 7 | 8 | 9 | 10 |
|---|---|---|---|---|---|---|---|---|---|

| Início | Fim | | Local do corpo | |
|---|---|---|---|---|
| | | | | |
| Duração | | | Frente | Verso |
| | | | Esquerda | Direita |

### Severidade

| 1 | 2 | 3 | 4 | 5 | 6 | 7 | 8 | 9 | 10 |
|---|---|---|---|---|---|---|---|---|---|

### Energia

☆ ☆ ☆ ☆ ☆

### Actividade

☆ ☆ ☆ ☆ ☆

### Dormir

☆ ☆ ☆ ☆ ☆

| Outros Sintomas | Gatilhos | Medidas de alívio |
|---|---|---|
| | | |
| | | |
| | | |
| | | |

### Comentários

| |
|---|
| |
| |

# Livro de registo da dor

| Data :- | | Sef | Tef | Quf | Quf | Sef | Sab | Dom |
|---|---|---|---|---|---|---|---|---|

## Área de dor

| Início | Fim |
|---|---|
| | |

| Duração | |
|---|---|
| | |

| Local do corpo |
|---|
| |

| Frente | Verso |
|---|---|
| Esquerda | Direita |

### Severidade

| 1 | 2 | 3 | 4 | 5 | 6 | 7 | 8 | 9 | 10 |
|---|---|---|---|---|---|---|---|---|---|

| Início | Fim |
|---|---|
| | |

| Duração | |
|---|---|
| | |

| Local do corpo |
|---|
| |

| Frente | Verso |
|---|---|
| Esquerda | Direita |

### Severidade

| 1 | 2 | 3 | 4 | 5 | 6 | 7 | 8 | 9 | 10 |
|---|---|---|---|---|---|---|---|---|---|

| Início | Fim |
|---|---|
| | |

| Duração | |
|---|---|
| | |

| Local do corpo |
|---|
| |

| Frente | Verso |
|---|---|
| Esquerda | Direita |

### Severidade

| 1 | 2 | 3 | 4 | 5 | 6 | 7 | 8 | 9 | 10 |
|---|---|---|---|---|---|---|---|---|---|

## Energia

☆ ☆ ☆ ☆ ☆

## Actividade

☆ ☆ ☆ ☆ ☆

## Dormir

☆ ☆ ☆ ☆ ☆

| Outros Sintomas | Gatilhos | Medidas de alívio |
|---|---|---|
| | | |
| | | |
| | | |
| | | |

## Comentários

| |
|---|
| |
| |

# Livro de registo da dor

| Data :- | | Sef | Tef | Quf | Quf | Sef | Sab | Dom |
|---|---|---|---|---|---|---|---|---|

## Área de dor

| Início | Fim |
|---|---|
| | |

| Duração |
|---|
| |

| Local do corpo |
|---|
| |

| Frente | Verso |
|---|---|
| Esquerda | Direita |

### Severidade

| 1 | 2 | 3 | 4 | 5 | 6 | 7 | 8 | 9 | 10 |
|---|---|---|---|---|---|---|---|---|---|

| Início | Fim |
|---|---|
| | |

| Duração |
|---|
| |

| Local do corpo |
|---|
| |

| Frente | Verso |
|---|---|
| Esquerda | Direita |

### Severidade

| 1 | 2 | 3 | 4 | 5 | 6 | 7 | 8 | 9 | 10 |
|---|---|---|---|---|---|---|---|---|---|

| Início | Fim |
|---|---|
| | |

| Duração |
|---|
| |

| Local do corpo |
|---|
| |

| Frente | Verso |
|---|---|
| Esquerda | Direita |

### Severidade

| 1 | 2 | 3 | 4 | 5 | 6 | 7 | 8 | 9 | 10 |
|---|---|---|---|---|---|---|---|---|---|

## Energia

☆ ☆ ☆ ☆ ☆

## Actividade

☆ ☆ ☆ ☆ ☆

## Dormir

☆ ☆ ☆ ☆ ☆

| Outros Sintomas | Gatilhos | Medidas de alívio |
|---|---|---|
| | | |
| | | |
| | | |
| | | |

## Comentários

# Livro de registo da dor

| Data :- | | Sef | Tef | Quf | Quf | Sef | Sab | Dom |
|---|---|---|---|---|---|---|---|---|

## Área de dor

## Energia
☆ ☆ ☆ ☆ ☆

## Actividade
☆ ☆ ☆ ☆ ☆

## Dormir
☆ ☆ ☆ ☆ ☆

| Início | Fim |
|---|---|
| | |

| Duração | |
|---|---|

### Local do corpo

| Frente | Verso |
|---|---|
| Esquerda | Direita |

### Severidade

| 1 | 2 | 3 | 4 | 5 | 6 | 7 | 8 | 9 | 10 |
|---|---|---|---|---|---|---|---|---|---|

| Início | Fim |
|---|---|
| | |

| Duração | |
|---|---|

### Local do corpo

| Frente | Verso |
|---|---|
| Esquerda | Direita |

### Severidade

| 1 | 2 | 3 | 4 | 5 | 6 | 7 | 8 | 9 | 10 |
|---|---|---|---|---|---|---|---|---|---|

| Início | Fim |
|---|---|
| | |

| Duração | |
|---|---|

### Local do corpo

| Frente | Verso |
|---|---|
| Esquerda | Direita |

### Severidade

| 1 | 2 | 3 | 4 | 5 | 6 | 7 | 8 | 9 | 10 |
|---|---|---|---|---|---|---|---|---|---|

| Outros Sintomas | Gatilhos | Medidas de alívio |
|---|---|---|
| | | |
| | | |
| | | |
| | | |

## Comentários

# Livro de registo da dor

| Data :- | | Sef | Tef | Quf | Quf | Sef | Sab | Dom |
|---|---|---|---|---|---|---|---|---|

## Área de dor

## Energia
☆ ☆ ☆ ☆ ☆

## Actividade
☆ ☆ ☆ ☆ ☆

## Dormir
☆ ☆ ☆ ☆ ☆

| Início | Fim |
|---|---|
| | |
| Duração | |
| | |

| Local do corpo | |
|---|---|
| | |
| Frente | Verso |
| Esquerda | Direita |

### Severidade

| 1 | 2 | 3 | 4 | 5 | 6 | 7 | 8 | 9 | 10 |
|---|---|---|---|---|---|---|---|---|---|

| Início | Fim |
|---|---|
| | |
| Duração | |
| | |

| Local do corpo | |
|---|---|
| | |
| Frente | Verso |
| Esquerda | Direita |

### Severidade

| 1 | 2 | 3 | 4 | 5 | 6 | 7 | 8 | 9 | 10 |
|---|---|---|---|---|---|---|---|---|---|

| Início | Fim |
|---|---|
| | |
| Duração | |
| | |

| Local do corpo | |
|---|---|
| | |
| Frente | Verso |
| Esquerda | Direita |

### Severidade

| 1 | 2 | 3 | 4 | 5 | 6 | 7 | 8 | 9 | 10 |
|---|---|---|---|---|---|---|---|---|---|

| Outros Sintomas | Gatilhos | Medidas de alívio |
|---|---|---|
| | | |
| | | |
| | | |
| | | |

## Comentários

# Livro de registo da dor

| Data :- | | Sef | Tef | Quf | Quf | Sef | Sab | Dom |
|---|---|---|---|---|---|---|---|---|

## Área de dor

| Início | Fim | | Local do corpo | |
|---|---|---|---|---|
| | | | | |
| Duração | | | Frente | Verso |
| | | | Esquerda | Direita |

### Severidade

| 1 | 2 | 3 | 4 | 5 | 6 | 7 | 8 | 9 | 10 |
|---|---|---|---|---|---|---|---|---|---|

| Início | Fim | | Local do corpo | |
|---|---|---|---|---|
| | | | | |
| Duração | | | Frente | Verso |
| | | | Esquerda | Direita |

### Severidade

| 1 | 2 | 3 | 4 | 5 | 6 | 7 | 8 | 9 | 10 |
|---|---|---|---|---|---|---|---|---|---|

| Início | Fim | | Local do corpo | |
|---|---|---|---|---|
| | | | | |
| Duração | | | Frente | Verso |
| | | | Esquerda | Direita |

### Severidade

| 1 | 2 | 3 | 4 | 5 | 6 | 7 | 8 | 9 | 10 |
|---|---|---|---|---|---|---|---|---|---|

## Energia

☆ ☆ ☆ ☆ ☆

## Actividade

☆ ☆ ☆ ☆ ☆

## Dormir

☆ ☆ ☆ ☆ ☆

| Outros Sintomas | Gatilhos | Medidas de alívio |
|---|---|---|
| | | |
| | | |
| | | |
| | | |

## Comentários

| |
|---|
| |
| |

# Livro de registo da dor

| Data :- | | Sef | Tef | Quf | Quf | Sef | Sab | Dom |
|---|---|---|---|---|---|---|---|---|

## Área de dor

| Início | Fim | | Local do corpo | |
|---|---|---|---|---|
| | | | | |
| Duração | | | Frente | Verso |
| | | | Esquerda | Direita |

### Severidade

| 1 | 2 | 3 | 4 | 5 | 6 | 7 | 8 | 9 | 10 |
|---|---|---|---|---|---|---|---|---|---|

| Início | Fim | | Local do corpo | |
|---|---|---|---|---|
| | | | | |
| Duração | | | Frente | Verso |
| | | | Esquerda | Direita |

### Severidade

| 1 | 2 | 3 | 4 | 5 | 6 | 7 | 8 | 9 | 10 |
|---|---|---|---|---|---|---|---|---|---|

| Início | Fim | | Local do corpo | |
|---|---|---|---|---|
| | | | | |
| Duração | | | Frente | Verso |
| | | | Esquerda | Direita |

### Severidade

| 1 | 2 | 3 | 4 | 5 | 6 | 7 | 8 | 9 | 10 |
|---|---|---|---|---|---|---|---|---|---|

## Energia

☆ ☆ ☆ ☆ ☆

## Actividade

☆ ☆ ☆ ☆ ☆

## Dormir

☆ ☆ ☆ ☆ ☆

| Outros Sintomas | Gatilhos | Medidas de alívio |
|---|---|---|
| | | |
| | | |
| | | |
| | | |

## Comentários

| |
|---|
| |
| |

# Livro de registo da dor

| Data :- | | Sef | Tef | Quf | Quf | Sef | Sab | Dom |
|---|---|---|---|---|---|---|---|---|

## Área de dor

## Energia

☆ ☆ ☆ ☆ ☆

## Actividade

☆ ☆ ☆ ☆ ☆

## Dormir

☆ ☆ ☆ ☆ ☆

| Início | Fim |
|---|---|
| | |

| Duração | |
|---|---|
| | |

| Local do corpo | |
|---|---|
| | |
| Frente | Verso |
| Esquerda | Direita |

### Severidade

| 1 | 2 | 3 | 4 | 5 | 6 | 7 | 8 | 9 | 10 |
|---|---|---|---|---|---|---|---|---|---|

| Início | Fim |
|---|---|
| | |

| Duração | |
|---|---|
| | |

| Local do corpo | |
|---|---|
| | |
| Frente | Verso |
| Esquerda | Direita |

### Severidade

| 1 | 2 | 3 | 4 | 5 | 6 | 7 | 8 | 9 | 10 |
|---|---|---|---|---|---|---|---|---|---|

| Início | Fim |
|---|---|
| | |

| Duração | |
|---|---|
| | |

| Local do corpo | |
|---|---|
| | |
| Frente | Verso |
| Esquerda | Direita |

### Severidade

| 1 | 2 | 3 | 4 | 5 | 6 | 7 | 8 | 9 | 10 |
|---|---|---|---|---|---|---|---|---|---|

| Outros Sintomas | Gatilhos | Medidas de alívio |
|---|---|---|
| | | |
| | | |
| | | |
| | | |

## Comentários

| |
|---|
| |
| |

# Livro de registo da dor

| Data :- | | Sef | Tef | Quf | Quf | Sef | Sab | Dom |
|---|---|---|---|---|---|---|---|---|

## Área de dor

| Início | Fim |
|---|---|
| | |

| Duração |
|---|
| |

### Local do corpo

| | |
|---|---|
| Frente | Verso |
| Esquerda | Direita |

### Severidade

| 1 | 2 | 3 | 4 | 5 | 6 | 7 | 8 | 9 | 10 |
|---|---|---|---|---|---|---|---|---|---|

| Início | Fim |
|---|---|
| | |

| Duração |
|---|
| |

### Local do corpo

| | |
|---|---|
| Frente | Verso |
| Esquerda | Direita |

### Severidade

| 1 | 2 | 3 | 4 | 5 | 6 | 7 | 8 | 9 | 10 |
|---|---|---|---|---|---|---|---|---|---|

| Início | Fim |
|---|---|
| | |

| Duração |
|---|
| |

### Local do corpo

| | |
|---|---|
| Frente | Verso |
| Esquerda | Direita |

### Severidade

| 1 | 2 | 3 | 4 | 5 | 6 | 7 | 8 | 9 | 10 |
|---|---|---|---|---|---|---|---|---|---|

## Energia

☆ ☆ ☆ ☆ ☆

## Actividade

☆ ☆ ☆ ☆ ☆

## Dormir

☆ ☆ ☆ ☆ ☆

| Outros Sintomas | Gatilhos | Medidas de alívio |
|---|---|---|
| | | |
| | | |
| | | |
| | | |

## Comentários

| |
|---|
| |
| |

# Livro de registo da dor

| Data :- | | Sef | Tef | Quf | Quf | Sef | Sab | Dom |
|---|---|---|---|---|---|---|---|---|

## Área de dor

| Início | Fim | | Local do corpo | |
|---|---|---|---|---|
| | | | | |
| Duração | | | Frente | Verso |
| | | | Esquerda | Direita |

### Severidade

| 1 | 2 | 3 | 4 | 5 | 6 | 7 | 8 | 9 | 10 |
|---|---|---|---|---|---|---|---|---|---|

| Início | Fim | | Local do corpo | |
|---|---|---|---|---|
| | | | | |
| Duração | | | Frente | Verso |
| | | | Esquerda | Direita |

### Severidade

| 1 | 2 | 3 | 4 | 5 | 6 | 7 | 8 | 9 | 10 |
|---|---|---|---|---|---|---|---|---|---|

| Início | Fim | | Local do corpo | |
|---|---|---|---|---|
| | | | | |
| Duração | | | Frente | Verso |
| | | | Esquerda | Direita |

### Severidade

| 1 | 2 | 3 | 4 | 5 | 6 | 7 | 8 | 9 | 10 |
|---|---|---|---|---|---|---|---|---|---|

## Energia

☆ ☆ ☆ ☆ ☆

## Actividade

☆ ☆ ☆ ☆ ☆

## Dormir

☆ ☆ ☆ ☆ ☆

| Outros Sintomas | Gatilhos | Medidas de alívio |
|---|---|---|
| | | |
| | | |
| | | |
| | | |

## Comentários

| |
|---|
| |
| |

# Livro de registo da dor

| Data :- | | Sef | Tef | Quf | Quf | Sef | Sab | Dom |
|---|---|---|---|---|---|---|---|---|

## Área de dor

| Início | Fim |
|---|---|
| | |

| Duração | |
|---|---|
| | |

| Local do corpo | |
|---|---|
| Frente | Verso |
| Esquerda | Direita |

### Severidade

| 1 | 2 | 3 | 4 | 5 | 6 | 7 | 8 | 9 | 10 |
|---|---|---|---|---|---|---|---|---|---|

| Início | Fim |
|---|---|
| | |

| Duração | |
|---|---|
| | |

| Local do corpo | |
|---|---|
| Frente | Verso |
| Esquerda | Direita |

### Severidade

| 1 | 2 | 3 | 4 | 5 | 6 | 7 | 8 | 9 | 10 |
|---|---|---|---|---|---|---|---|---|---|

| Início | Fim |
|---|---|
| | |

| Duração | |
|---|---|
| | |

| Local do corpo | |
|---|---|
| Frente | Verso |
| Esquerda | Direita |

### Severidade

| 1 | 2 | 3 | 4 | 5 | 6 | 7 | 8 | 9 | 10 |
|---|---|---|---|---|---|---|---|---|---|

### Energia

☆ ☆ ☆ ☆ ☆

### Actividade

☆ ☆ ☆ ☆ ☆

### Dormir

☆ ☆ ☆ ☆ ☆

| Outros Sintomas | Gatilhos | Medidas de alívio |
|---|---|---|
| | | |
| | | |
| | | |
| | | |

## Comentários

# Livro de registo da dor

| Data :- | | Sef | Tef | Quf | Quf | Sef | Sab | Dom |
|---|---|---|---|---|---|---|---|---|

## Área de dor

| Início | Fim |
|---|---|
| | |

| Duração |
|---|
| |

| Local do corpo |
|---|
| |

| Frente | Verso |
|---|---|
| Esquerda | Direita |

### Severidade

| 1 | 2 | 3 | 4 | 5 | 6 | 7 | 8 | 9 | 10 |
|---|---|---|---|---|---|---|---|---|---|

| Início | Fim |
|---|---|
| | |

| Duração |
|---|
| |

| Local do corpo |
|---|
| |

| Frente | Verso |
|---|---|
| Esquerda | Direita |

### Severidade

| 1 | 2 | 3 | 4 | 5 | 6 | 7 | 8 | 9 | 10 |
|---|---|---|---|---|---|---|---|---|---|

| Início | Fim |
|---|---|
| | |

| Duração |
|---|
| |

| Local do corpo |
|---|
| |

| Frente | Verso |
|---|---|
| Esquerda | Direita |

### Severidade

| 1 | 2 | 3 | 4 | 5 | 6 | 7 | 8 | 9 | 10 |
|---|---|---|---|---|---|---|---|---|---|

### Energia

☆ ☆ ☆ ☆ ☆

### Actividade

☆ ☆ ☆ ☆ ☆

### Dormir

☆ ☆ ☆ ☆ ☆

| Outros Sintomas | Gatilhos | Medidas de alívio |
|---|---|---|
| | | |
| | | |
| | | |
| | | |

### Comentários

| |
|---|
| |
| |

# Livro de registo da dor

| Data :- | | Sef | Tef | Quf | Quf | Sef | Sab | Dom |
|---|---|---|---|---|---|---|---|---|

## Área de dor

| Início | Fim | Local do corpo | |
|---|---|---|---|
| | | | |
| Duração | | Frente | Verso |
| | | Esquerda | Direita |

| Severidade | | | | | | | | | |
|---|---|---|---|---|---|---|---|---|---|
| 1 | 2 | 3 | 4 | 5 | 6 | 7 | 8 | 9 | 10 |

| Início | Fim | Local do corpo | |
|---|---|---|---|
| | | | |
| Duração | | Frente | Verso |
| | | Esquerda | Direita |

| Severidade | | | | | | | | | |
|---|---|---|---|---|---|---|---|---|---|
| 1 | 2 | 3 | 4 | 5 | 6 | 7 | 8 | 9 | 10 |

| Início | Fim | Local do corpo | |
|---|---|---|---|
| | | | |
| Duração | | Frente | Verso |
| | | Esquerda | Direita |

| Severidade | | | | | | | | | |
|---|---|---|---|---|---|---|---|---|---|
| 1 | 2 | 3 | 4 | 5 | 6 | 7 | 8 | 9 | 10 |

### Energia
☆ ☆ ☆ ☆ ☆

### Actividade
☆ ☆ ☆ ☆ ☆

### Dormir
☆ ☆ ☆ ☆ ☆

| Outros Sintomas | Gatilhos | Medidas de alívio |
|---|---|---|
| | | |
| | | |
| | | |
| | | |

## Comentários

| |
|---|
| |
| |

# Livro de registo da dor

| Data :- | | Sef | Tef | Quf | Quf | Sef | Sab | Dom |
|---|---|---|---|---|---|---|---|---|

## Área de dor

## Energia

☆ ☆ ☆ ☆ ☆

### Actividade

☆ ☆ ☆ ☆ ☆

### Dormir

☆ ☆ ☆ ☆ ☆

| Início | Fim |
|---|---|
| | |

| Duração |
|---|
| |

| Local do corpo |
|---|

| Frente | Verso |
|---|---|
| Esquerda | Direita |

### Severidade

| 1 | 2 | 3 | 4 | 5 | 6 | 7 | 8 | 9 | 10 |
|---|---|---|---|---|---|---|---|---|---|

| Início | Fim |
|---|---|
| | |

| Duração |
|---|
| |

| Local do corpo |
|---|

| Frente | Verso |
|---|---|
| Esquerda | Direita |

### Severidade

| 1 | 2 | 3 | 4 | 5 | 6 | 7 | 8 | 9 | 10 |
|---|---|---|---|---|---|---|---|---|---|

| Início | Fim |
|---|---|
| | |

| Duração |
|---|
| |

| Local do corpo |
|---|

| Frente | Verso |
|---|---|
| Esquerda | Direita |

### Severidade

| 1 | 2 | 3 | 4 | 5 | 6 | 7 | 8 | 9 | 10 |
|---|---|---|---|---|---|---|---|---|---|

| Outros Sintomas | Gatilhos | Medidas de alívio |
|---|---|---|
| | | |
| | | |
| | | |
| | | |

## Comentários

# Livro de registo da dor

| Data :- | | Sef | Tef | Quf | Quf | Sef | Sab | Dom |
|---|---|---|---|---|---|---|---|---|

## Área de dor

### Energia
☆ ☆ ☆ ☆ ☆

### Actividade
☆ ☆ ☆ ☆ ☆

### Dormir
☆ ☆ ☆ ☆ ☆

| Início | Fim |
|---|---|
| | |

| Duração |
|---|
| |

| Local do corpo |
|---|

| Frente | Verso |
|---|---|
| Esquerda | Direita |

### Severidade

| 1 | 2 | 3 | 4 | 5 | 6 | 7 | 8 | 9 | 10 |
|---|---|---|---|---|---|---|---|---|---|

| Início | Fim |
|---|---|
| | |

| Duração |
|---|
| |

| Local do corpo |
|---|

| Frente | Verso |
|---|---|
| Esquerda | Direita |

### Severidade

| 1 | 2 | 3 | 4 | 5 | 6 | 7 | 8 | 9 | 10 |
|---|---|---|---|---|---|---|---|---|---|

| Início | Fim |
|---|---|
| | |

| Duração |
|---|
| |

| Local do corpo |
|---|

| Frente | Verso |
|---|---|
| Esquerda | Direita |

### Severidade

| 1 | 2 | 3 | 4 | 5 | 6 | 7 | 8 | 9 | 10 |
|---|---|---|---|---|---|---|---|---|---|

| Outros Sintomas | Gatilhos | Medidas de alívio |
|---|---|---|
| | | |
| | | |
| | | |
| | | |

## Comentários

# Livro de registo da dor

| Data :- | Sef | Tef | Quf | Quf | Sef | Sab | Dom |
|---|---|---|---|---|---|---|---|
| | | | | | | | |

## Área de dor

| Início | Fim |
|---|---|
| | |

| Duração |
|---|
| |

| Local do corpo |
|---|
| |

| Frente | Verso |
|---|---|
| Esquerda | Direita |

### Severidade

| 1 | 2 | 3 | 4 | 5 | 6 | 7 | 8 | 9 | 10 |
|---|---|---|---|---|---|---|---|---|---|

| Início | Fim |
|---|---|
| | |

| Duração |
|---|
| |

| Local do corpo |
|---|
| |

| Frente | Verso |
|---|---|
| Esquerda | Direita |

### Severidade

| 1 | 2 | 3 | 4 | 5 | 6 | 7 | 8 | 9 | 10 |
|---|---|---|---|---|---|---|---|---|---|

| Início | Fim |
|---|---|
| | |

| Duração |
|---|
| |

| Local do corpo |
|---|
| |

| Frente | Verso |
|---|---|
| Esquerda | Direita |

### Severidade

| 1 | 2 | 3 | 4 | 5 | 6 | 7 | 8 | 9 | 10 |
|---|---|---|---|---|---|---|---|---|---|

## Energia

☆ ☆ ☆ ☆ ☆

## Actividade

☆ ☆ ☆ ☆ ☆

## Dormir

☆ ☆ ☆ ☆ ☆

| Outros Sintomas | Gatilhos | Medidas de alívio |
|---|---|---|
| | | |
| | | |
| | | |
| | | |

## Comentários

# Livro de registo da dor

| Data :- | | Sef | Tef | Quf | Quf | Sef | Sab | Dom |
|---|---|---|---|---|---|---|---|---|

## Área de dor

| Início | Fim | Local do corpo | |
|---|---|---|---|
| | | | |
| Duração | | Frente | Verso |
| | | Esquerda | Direita |

### Severidade

| 1 | 2 | 3 | 4 | 5 | 6 | 7 | 8 | 9 | 10 |
|---|---|---|---|---|---|---|---|---|---|

| Início | Fim | Local do corpo | |
|---|---|---|---|
| | | | |
| Duração | | Frente | Verso |
| | | Esquerda | Direita |

### Severidade

| 1 | 2 | 3 | 4 | 5 | 6 | 7 | 8 | 9 | 10 |
|---|---|---|---|---|---|---|---|---|---|

| Início | Fim | Local do corpo | |
|---|---|---|---|
| | | | |
| Duração | | Frente | Verso |
| | | Esquerda | Direita |

### Severidade

| 1 | 2 | 3 | 4 | 5 | 6 | 7 | 8 | 9 | 10 |
|---|---|---|---|---|---|---|---|---|---|

## Energia

☆ ☆ ☆ ☆ ☆

## Actividade

☆ ☆ ☆ ☆ ☆

## Dormir

☆ ☆ ☆ ☆ ☆

| Outros Sintomas | Gatilhos | Medidas de alívio |
|---|---|---|
| | | |
| | | |
| | | |
| | | |

## Comentários

| |
|---|
| |
| |

# Livro de registo da dor

| Data :- | | Sef | Tef | Quf | Quf | Sef | Sab | Dom |
|---|---|---|---|---|---|---|---|---|

## Área de dor

| Início | Fim |
|---|---|
| | |
| Duração | |
| | |

| Local do corpo | |
|---|---|
| | |
| Frente | Verso |
| Esquerda | Direita |

### Severidade

| 1 | 2 | 3 | 4 | 5 | 6 | 7 | 8 | 9 | 10 |
|---|---|---|---|---|---|---|---|---|---|

| Início | Fim |
|---|---|
| | |
| Duração | |
| | |

| Local do corpo | |
|---|---|
| | |
| Frente | Verso |
| Esquerda | Direita |

### Severidade

| 1 | 2 | 3 | 4 | 5 | 6 | 7 | 8 | 9 | 10 |
|---|---|---|---|---|---|---|---|---|---|

| Início | Fim |
|---|---|
| | |
| Duração | |
| | |

| Local do corpo | |
|---|---|
| | |
| Frente | Verso |
| Esquerda | Direita |

### Severidade

| 1 | 2 | 3 | 4 | 5 | 6 | 7 | 8 | 9 | 10 |
|---|---|---|---|---|---|---|---|---|---|

## Energia

☆ ☆ ☆ ☆ ☆

## Actividade

☆ ☆ ☆ ☆ ☆

## Dormir

☆ ☆ ☆ ☆ ☆

| Outros Sintomas | Gatilhos | Medidas de alívio |
|---|---|---|
| | | |
| | | |
| | | |
| | | |

## Comentários

# Livro de registo da dor

| Data :- | | Sef | Tef | Quf | Quf | Sef | Sab | Dom |
|---|---|---|---|---|---|---|---|---|

## Área de dor

| Início | Fim |
|---|---|
| | |

| Duração | |
|---|---|

| Local do corpo | |
|---|---|
| Frente | Verso |
| Esquerda | Direita |

### Severidade

| 1 | 2 | 3 | 4 | 5 | 6 | 7 | 8 | 9 | 10 |
|---|---|---|---|---|---|---|---|---|---|

| Início | Fim |
|---|---|
| | |

| Duração | |
|---|---|

| Local do corpo | |
|---|---|
| Frente | Verso |
| Esquerda | Direita |

### Severidade

| 1 | 2 | 3 | 4 | 5 | 6 | 7 | 8 | 9 | 10 |
|---|---|---|---|---|---|---|---|---|---|

| Início | Fim |
|---|---|
| | |

| Duração | |
|---|---|

| Local do corpo | |
|---|---|
| Frente | Verso |
| Esquerda | Direita |

### Severidade

| 1 | 2 | 3 | 4 | 5 | 6 | 7 | 8 | 9 | 10 |
|---|---|---|---|---|---|---|---|---|---|

## Energia

☆ ☆ ☆ ☆ ☆

## Actividade

☆ ☆ ☆ ☆ ☆

## Dormir

☆ ☆ ☆ ☆ ☆

| Outros Sintomas | Gatilhos | Medidas de alívio |
|---|---|---|
| | | |
| | | |
| | | |
| | | |

## Comentários

| |
|---|
| |
| |

# Livro de registo da dor

| Data :- | | Sef | Tef | Quf | Quf | Sef | Sab | Dom |
|---|---|---|---|---|---|---|---|---|

## Área de dor

| Energia |
|---|
| ☆ ☆ ☆ ☆ ☆ |
| **Actividade** |
| ☆ ☆ ☆ ☆ ☆ |
| **Dormir** |
| ☆ ☆ ☆ ☆ ☆ |

| Início | Fim |
|---|---|
| | |

| Duração |
|---|
| |

| Local do corpo |
|---|
| |

| Frente | Verso |
|---|---|
| Esquerda | Direita |

### Severidade

| 1 | 2 | 3 | 4 | 5 | 6 | 7 | 8 | 9 | 10 |
|---|---|---|---|---|---|---|---|---|---|

| Início | Fim |
|---|---|
| | |

| Duração |
|---|
| |

| Local do corpo |
|---|
| |

| Frente | Verso |
|---|---|
| Esquerda | Direita |

### Severidade

| 1 | 2 | 3 | 4 | 5 | 6 | 7 | 8 | 9 | 10 |
|---|---|---|---|---|---|---|---|---|---|

| Início | Fim |
|---|---|
| | |

| Duração |
|---|
| |

| Local do corpo |
|---|
| |

| Frente | Verso |
|---|---|
| Esquerda | Direita |

### Severidade

| 1 | 2 | 3 | 4 | 5 | 6 | 7 | 8 | 9 | 10 |
|---|---|---|---|---|---|---|---|---|---|

| Outros Sintomas | Gatilhos | Medidas de alívio |
|---|---|---|
| | | |
| | | |
| | | |
| | | |

## Comentários

# Livro de registo da dor

| Data :- | | Sef | Tef | Quf | Quf | Sef | Sab | Dom |
|---|---|---|---|---|---|---|---|---|

## Área de dor

| Início | Fim |
|---|---|
| | |

| Duração | |
|---|---|
| | |

### Local do corpo

| | |
|---|---|
| Frente | Verso |
| Esquerda | Direita |

### Severidade

| 1 | 2 | 3 | 4 | 5 | 6 | 7 | 8 | 9 | 10 |
|---|---|---|---|---|---|---|---|---|---|

| Início | Fim |
|---|---|
| | |

| Duração | |
|---|---|
| | |

### Local do corpo

| | |
|---|---|
| Frente | Verso |
| Esquerda | Direita |

### Severidade

| 1 | 2 | 3 | 4 | 5 | 6 | 7 | 8 | 9 | 10 |
|---|---|---|---|---|---|---|---|---|---|

| Início | Fim |
|---|---|
| | |

| Duração | |
|---|---|
| | |

### Local do corpo

| | |
|---|---|
| Frente | Verso |
| Esquerda | Direita |

### Severidade

| 1 | 2 | 3 | 4 | 5 | 6 | 7 | 8 | 9 | 10 |
|---|---|---|---|---|---|---|---|---|---|

### Energia

☆ ☆ ☆ ☆ ☆

### Actividade

☆ ☆ ☆ ☆ ☆

### Dormir

☆ ☆ ☆ ☆ ☆

| Outros Sintomas | Gatilhos | Medidas de alívio |
|---|---|---|
| | | |
| | | |
| | | |
| | | |

## Comentários

| |
|---|
| |
| |

# Livro de registo da dor

| Data :- | | Sef | Tef | Quf | Quf | Sef | Sab | Dom |
|---|---|---|---|---|---|---|---|---|

## Área de dor

| Início | Fim |
|---|---|
| | |

| Duração |
|---|
| |

| Local do corpo |
|---|
| |

| Frente | Verso |
|---|---|
| Esquerda | Direita |

### Severidade

| 1 | 2 | 3 | 4 | 5 | 6 | 7 | 8 | 9 | 10 |
|---|---|---|---|---|---|---|---|---|---|

| Início | Fim |
|---|---|
| | |

| Duração |
|---|
| |

| Local do corpo |
|---|
| |

| Frente | Verso |
|---|---|
| Esquerda | Direita |

### Severidade

| 1 | 2 | 3 | 4 | 5 | 6 | 7 | 8 | 9 | 10 |
|---|---|---|---|---|---|---|---|---|---|

| Início | Fim |
|---|---|
| | |

| Duração |
|---|
| |

| Local do corpo |
|---|
| |

| Frente | Verso |
|---|---|
| Esquerda | Direita |

### Severidade

| 1 | 2 | 3 | 4 | 5 | 6 | 7 | 8 | 9 | 10 |
|---|---|---|---|---|---|---|---|---|---|

## Energia

☆ ☆ ☆ ☆ ☆

## Actividade

☆ ☆ ☆ ☆ ☆

## Dormir

☆ ☆ ☆ ☆ ☆

| Outros Sintomas | Gatilhos | Medidas de alívio |
|---|---|---|
| | | |
| | | |
| | | |
| | | |

## Comentários

# Livro de registo da dor

| Data :- | | Sef | Tef | Quf | Quf | Sef | Sab | Dom |
|---|---|---|---|---|---|---|---|---|

## Área de dor

| Início | Fim | | Local do corpo | |
|---|---|---|---|---|
| | | | | |
| Duração | | | Frente | Verso |
| | | | Esquerda | Direita |

### Severidade

| 1 | 2 | 3 | 4 | 5 | 6 | 7 | 8 | 9 | 10 |
|---|---|---|---|---|---|---|---|---|---|

| Início | Fim | | Local do corpo | |
|---|---|---|---|---|
| | | | | |
| Duração | | | Frente | Verso |
| | | | Esquerda | Direita |

### Severidade

| 1 | 2 | 3 | 4 | 5 | 6 | 7 | 8 | 9 | 10 |
|---|---|---|---|---|---|---|---|---|---|

| Início | Fim | | Local do corpo | |
|---|---|---|---|---|
| | | | | |
| Duração | | | Frente | Verso |
| | | | Esquerda | Direita |

### Severidade

| 1 | 2 | 3 | 4 | 5 | 6 | 7 | 8 | 9 | 10 |
|---|---|---|---|---|---|---|---|---|---|

### Energia

☆ ☆ ☆ ☆ ☆

### Actividade

☆ ☆ ☆ ☆ ☆

### Dormir

☆ ☆ ☆ ☆ ☆

| Outros Sintomas | Gatilhos | Medidas de alívio |
|---|---|---|
| | | |
| | | |
| | | |
| | | |

### Comentários

# Livro de registo da dor

| Data :- | | Sef | Tef | Quf | Quf | Sef | Sab | Dom |
|---|---|---|---|---|---|---|---|---|

## Área de dor

| Energia |
|---|
| ☆ ☆ ☆ ☆ ☆ |
| **Actividade** |
| ☆ ☆ ☆ ☆ ☆ |
| **Dormir** |
| ☆ ☆ ☆ ☆ ☆ |

| Início | Fim |
|---|---|
| | |

| Duração |
|---|
| |

| Local do corpo |
|---|
| |

| Frente | Verso |
|---|---|
| **Esquerda** | **Direita** |

### Severidade

| 1 | 2 | 3 | 4 | 5 | 6 | 7 | 8 | 9 | 10 |
|---|---|---|---|---|---|---|---|---|---|

| Início | Fim |
|---|---|
| | |

| Duração |
|---|
| |

| Local do corpo |
|---|
| |

| Frente | Verso |
|---|---|
| **Esquerda** | **Direita** |

### Severidade

| 1 | 2 | 3 | 4 | 5 | 6 | 7 | 8 | 9 | 10 |
|---|---|---|---|---|---|---|---|---|---|

| Início | Fim |
|---|---|
| | |

| Duração |
|---|
| |

| Local do corpo |
|---|
| |

| Frente | Verso |
|---|---|
| **Esquerda** | **Direita** |

### Severidade

| 1 | 2 | 3 | 4 | 5 | 6 | 7 | 8 | 9 | 10 |
|---|---|---|---|---|---|---|---|---|---|

| Outros Sintomas | Gatilhos | Medidas de alívio |
|---|---|---|
| | | |
| | | |
| | | |
| | | |

| Comentários |
|---|
| |
| |

# Livro de registo da dor

| Data :- | Sef | Tef | Quf | Quf | Sef | Sab | Dom |
|---|---|---|---|---|---|---|---|

## Área de dor

| Início | Fim |
|---|---|
| | |

| Duração |
|---|
| |

| Local do corpo |
|---|
| |

| Frente | Verso |
|---|---|
| Esquerda | Direita |

| Severidade | | | | | | | | | |
|---|---|---|---|---|---|---|---|---|---|
| 1 | 2 | 3 | 4 | 5 | 6 | 7 | 8 | 9 | 10 |

| Início | Fim |
|---|---|
| | |

| Duração |
|---|
| |

| Local do corpo |
|---|
| |

| Frente | Verso |
|---|---|
| Esquerda | Direita |

| Severidade | | | | | | | | | |
|---|---|---|---|---|---|---|---|---|---|
| 1 | 2 | 3 | 4 | 5 | 6 | 7 | 8 | 9 | 10 |

| Início | Fim |
|---|---|
| | |

| Duração |
|---|
| |

| Local do corpo |
|---|
| |

| Frente | Verso |
|---|---|
| Esquerda | Direita |

| Severidade | | | | | | | | | |
|---|---|---|---|---|---|---|---|---|---|
| 1 | 2 | 3 | 4 | 5 | 6 | 7 | 8 | 9 | 10 |

## Energia
☆ ☆ ☆ ☆ ☆

## Actividade
☆ ☆ ☆ ☆ ☆

## Dormir
☆ ☆ ☆ ☆ ☆

| Outros Sintomas | Gatilhos | Medidas de alívio |
|---|---|---|
| | | |
| | | |
| | | |
| | | |

| Comentários |
|---|
| |
| |

# Livro de registo da dor

| Data :- | | Sef | Tef | Quf | Quf | Sef | Sab | Dom |
|---|---|---|---|---|---|---|---|---|

## Área de dor

| Início | Fim | Local do corpo | |
|---|---|---|---|
| | | | |
| Duração | | Frente | Verso |
| | | Esquerda | Direita |

| Severidade | | | | | | | | | |
|---|---|---|---|---|---|---|---|---|---|
| 1 | 2 | 3 | 4 | 5 | 6 | 7 | 8 | 9 | 10 |

| Início | Fim | Local do corpo | |
|---|---|---|---|
| | | | |
| Duração | | Frente | Verso |
| | | Esquerda | Direita |

| Severidade | | | | | | | | | |
|---|---|---|---|---|---|---|---|---|---|
| 1 | 2 | 3 | 4 | 5 | 6 | 7 | 8 | 9 | 10 |

| Início | Fim | Local do corpo | |
|---|---|---|---|
| | | | |
| Duração | | Frente | Verso |
| | | Esquerda | Direita |

| Severidade | | | | | | | | | |
|---|---|---|---|---|---|---|---|---|---|
| 1 | 2 | 3 | 4 | 5 | 6 | 7 | 8 | 9 | 10 |

### Energia
☆ ☆ ☆ ☆ ☆

### Actividade
☆ ☆ ☆ ☆ ☆

### Dormir
☆ ☆ ☆ ☆ ☆

| Outros Sintomas | Gatilhos | Medidas de alívio |
|---|---|---|
| | | |
| | | |
| | | |
| | | |

| Comentários |
|---|
| |
| |

# Livro de registo da dor

| Data :- | | Sef | Tef | Quf | Quf | Sef | Sab | Dom |
|---|---|---|---|---|---|---|---|---|

## Área de dor

### Energia
☆ ☆ ☆ ☆ ☆

### Actividade
☆ ☆ ☆ ☆ ☆

### Dormir
☆ ☆ ☆ ☆ ☆

| Início | Fim |
|---|---|
| | |

| Duração |
|---|
| |

| Local do corpo |
|---|

| Frente | Verso |
|---|---|
| Esquerda | Direita |

### Severidade

| 1 | 2 | 3 | 4 | 5 | 6 | 7 | 8 | 9 | 10 |
|---|---|---|---|---|---|---|---|---|---|

| Início | Fim |
|---|---|
| | |

| Duração |
|---|
| |

| Local do corpo |
|---|

| Frente | Verso |
|---|---|
| Esquerda | Direita |

### Severidade

| 1 | 2 | 3 | 4 | 5 | 6 | 7 | 8 | 9 | 10 |
|---|---|---|---|---|---|---|---|---|---|

| Início | Fim |
|---|---|
| | |

| Duração |
|---|
| |

| Local do corpo |
|---|

| Frente | Verso |
|---|---|
| Esquerda | Direita |

### Severidade

| 1 | 2 | 3 | 4 | 5 | 6 | 7 | 8 | 9 | 10 |
|---|---|---|---|---|---|---|---|---|---|

| Outros Sintomas | Gatilhos | Medidas de alívio |
|---|---|---|
| | | |
| | | |
| | | |
| | | |

## Comentários

| |
|---|
| |
| |

# Livro de registo da dor

| Data :- | Sef | Tef | Quf | Quf | Sef | Sab | Dom |
|---|---|---|---|---|---|---|---|
| | | | | | | | |

## Área de dor

| Início | Fim |
|---|---|
| | |

| Duração |
|---|
| |

| Local do corpo |
|---|
| |

| Frente | Verso |
|---|---|
| Esquerda | Direita |

### Severidade

| 1 | 2 | 3 | 4 | 5 | 6 | 7 | 8 | 9 | 10 |
|---|---|---|---|---|---|---|---|---|---|

| Início | Fim |
|---|---|
| | |

| Duração |
|---|
| |

| Local do corpo |
|---|
| |

| Frente | Verso |
|---|---|
| Esquerda | Direita |

### Severidade

| 1 | 2 | 3 | 4 | 5 | 6 | 7 | 8 | 9 | 10 |
|---|---|---|---|---|---|---|---|---|---|

| Início | Fim |
|---|---|
| | |

| Duração |
|---|
| |

| Local do corpo |
|---|
| |

| Frente | Verso |
|---|---|
| Esquerda | Direita |

### Severidade

| 1 | 2 | 3 | 4 | 5 | 6 | 7 | 8 | 9 | 10 |
|---|---|---|---|---|---|---|---|---|---|

## Energia

☆ ☆ ☆ ☆ ☆

## Actividade

☆ ☆ ☆ ☆ ☆

## Dormir

☆ ☆ ☆ ☆ ☆

| Outros Sintomas | Gatilhos | Medidas de alívio |
|---|---|---|
| | | |
| | | |
| | | |
| | | |

## Comentários

| |
|---|
| |
| |

# Livro de registo da dor

| Data :- | | Sef | Tef | Quf | Quf | Sef | Sab | Dom |
|---|---|---|---|---|---|---|---|---|

| Área de dor |
|---|

| Início | Fim |
|---|---|
| | |

| Duração | |
|---|---|
| | |

| Local do corpo | |
|---|---|
| | |
| Frente | Verso |
| Esquerda | Direita |

| Severidade | | | | | | | | | |
|---|---|---|---|---|---|---|---|---|---|
| 1 | 2 | 3 | 4 | 5 | 6 | 7 | 8 | 9 | 10 |

| Início | Fim |
|---|---|
| | |

| Duração | |
|---|---|
| | |

| Local do corpo | |
|---|---|
| | |
| Frente | Verso |
| Esquerda | Direita |

| Severidade | | | | | | | | | |
|---|---|---|---|---|---|---|---|---|---|
| 1 | 2 | 3 | 4 | 5 | 6 | 7 | 8 | 9 | 10 |

| Início | Fim |
|---|---|
| | |

| Duração | |
|---|---|
| | |

| Local do corpo | |
|---|---|
| | |
| Frente | Verso |
| Esquerda | Direita |

| Severidade | | | | | | | | | |
|---|---|---|---|---|---|---|---|---|---|
| 1 | 2 | 3 | 4 | 5 | 6 | 7 | 8 | 9 | 10 |

| Energia |
|---|
| ☆ ☆ ☆ ☆ ☆ |

| Actividade |
|---|
| ☆ ☆ ☆ ☆ ☆ |

| Dormir |
|---|
| ☆ ☆ ☆ ☆ ☆ |

| Outros Sintomas | Gatilhos | Medidas de alívio |
|---|---|---|
| | | |
| | | |
| | | |
| | | |

| Comentários |
|---|
| |
| |
| |

# Livro de registo da dor

| Data :- | | Sef | Tef | Quf | Quf | Sef | Sab | Dom |
|---|---|---|---|---|---|---|---|---|

## Área de dor

| Início | Fim |
|---|---|
| | |
| Duração | |
| | |

| Local do corpo | |
|---|---|
| | |
| Frente | Verso |
| Esquerda | Direita |

### Severidade

| 1 | 2 | 3 | 4 | 5 | 6 | 7 | 8 | 9 | 10 |
|---|---|---|---|---|---|---|---|---|---|

| Início | Fim |
|---|---|
| | |
| Duração | |
| | |

| Local do corpo | |
|---|---|
| | |
| Frente | Verso |
| Esquerda | Direita |

### Severidade

| 1 | 2 | 3 | 4 | 5 | 6 | 7 | 8 | 9 | 10 |
|---|---|---|---|---|---|---|---|---|---|

| Início | Fim |
|---|---|
| | |
| Duração | |
| | |

| Local do corpo | |
|---|---|
| | |
| Frente | Verso |
| Esquerda | Direita |

### Severidade

| 1 | 2 | 3 | 4 | 5 | 6 | 7 | 8 | 9 | 10 |
|---|---|---|---|---|---|---|---|---|---|

### Energia

☆ ☆ ☆ ☆ ☆

### Actividade

☆ ☆ ☆ ☆ ☆

### Dormir

☆ ☆ ☆ ☆ ☆

| Outros Sintomas | Gatilhos | Medidas de alívio |
|---|---|---|
| | | |
| | | |
| | | |
| | | |

## Comentários

| |
|---|
| |
| |

# Livro de registo da dor

| Data :- | | Sef | Tef | Quf | Quf | Sef | Sab | Dom |
|---|---|---|---|---|---|---|---|---|

## Área de dor

### Energia

☆ ☆ ☆ ☆ ☆

### Actividade

☆ ☆ ☆ ☆ ☆

### Dormir

☆ ☆ ☆ ☆ ☆

| Início | Fim |
|---|---|
| | |

| Duração | |
|---|---|
| | |

| Local do corpo | |
|---|---|
| | |
| Frente | Verso |
| Esquerda | Direita |

### Severidade

| 1 | 2 | 3 | 4 | 5 | 6 | 7 | 8 | 9 | 10 |
|---|---|---|---|---|---|---|---|---|---|

| Início | Fim |
|---|---|
| | |

| Duração | |
|---|---|
| | |

| Local do corpo | |
|---|---|
| | |
| Frente | Verso |
| Esquerda | Direita |

### Severidade

| 1 | 2 | 3 | 4 | 5 | 6 | 7 | 8 | 9 | 10 |
|---|---|---|---|---|---|---|---|---|---|

| Início | Fim |
|---|---|
| | |

| Duração | |
|---|---|
| | |

| Local do corpo | |
|---|---|
| | |
| Frente | Verso |
| Esquerda | Direita |

### Severidade

| 1 | 2 | 3 | 4 | 5 | 6 | 7 | 8 | 9 | 10 |
|---|---|---|---|---|---|---|---|---|---|

| Outros Sintomas | Gatilhos | Medidas de alívio |
|---|---|---|
| | | |
| | | |
| | | |
| | | |

## Comentários

# Livro de registo da dor

| Data :- | | Sef | Tef | Quf | Quf | Sef | Sab | Dom |
|---|---|---|---|---|---|---|---|---|

## Área de dor

### Energia

☆ ☆ ☆ ☆ ☆

### Actividade

★ ★ ★ ★ ☆

### Dormir

☆ ☆ ☆ ☆ ☆

---

| Início | Fim |
|---|---|
| | |

| Duração | |
|---|---|
| | |

| Local do corpo | |
|---|---|
| | |
| Frente | Verso |
| Esquerda | Direita |

### Severidade

| 1 | 2 | 3 | 4 | 5 | 6 | 7 | 8 | 9 | 10 |
|---|---|---|---|---|---|---|---|---|---|

| Início | Fim |
|---|---|
| | |

| Duração | |
|---|---|
| | |

| Local do corpo | |
|---|---|
| | |
| Frente | Verso |
| Esquerda | Direita |

### Severidade

| 1 | 2 | 3 | 4 | 5 | 6 | 7 | 8 | 9 | 10 |
|---|---|---|---|---|---|---|---|---|---|

| Início | Fim |
|---|---|
| | |

| Duração | |
|---|---|
| | |

| Local do corpo | |
|---|---|
| | |
| Frente | Verso |
| Esquerda | Direita |

### Severidade

| 1 | 2 | 3 | 4 | 5 | 6 | 7 | 8 | 9 | 10 |
|---|---|---|---|---|---|---|---|---|---|

| Outros Sintomas | Gatilhos | Medidas de alívio |
|---|---|---|
| | | |
| | | |
| | | |
| | | |

## Comentários

# Livro de registo da dor

| Data :- | | Sef | Tef | Quf | Quf | Sef | Sab | Dom |
|---|---|---|---|---|---|---|---|---|

## Área de dor

| Início | Fim |
|---|---|
| | |
| **Duração** | |
| | |

| Local do corpo | |
|---|---|
| | |
| **Frente** | **Verso** |
| **Esquerda** | **Direita** |

| **Severidade** | | | | | | | | | |
|---|---|---|---|---|---|---|---|---|---|
| 1 | 2 | 3 | 4 | 5 | 6 | 7 | 8 | 9 | 10 |

| Início | Fim |
|---|---|
| | |
| **Duração** | |
| | |

| Local do corpo | |
|---|---|
| | |
| **Frente** | **Verso** |
| **Esquerda** | **Direita** |

| **Severidade** | | | | | | | | | |
|---|---|---|---|---|---|---|---|---|---|
| 1 | 2 | 3 | 4 | 5 | 6 | 7 | 8 | 9 | 10 |

| Início | Fim |
|---|---|
| | |
| **Duração** | |
| | |

| Local do corpo | |
|---|---|
| | |
| **Frente** | **Verso** |
| **Esquerda** | **Direita** |

| **Severidade** | | | | | | | | | |
|---|---|---|---|---|---|---|---|---|---|
| 1 | 2 | 3 | 4 | 5 | 6 | 7 | 8 | 9 | 10 |

### Energia

☆ ☆ ☆ ☆ ☆

### Actividade

☆ ☆ ☆ ☆ ☆

### Dormir

☆ ☆ ☆ ☆ ☆

| Outros Sintomas | Gatilhos | Medidas de alívio |
|---|---|---|
| | | |
| | | |
| | | |
| | | |

## Comentários

| |
|---|
| |
| |

# Livro de registo da dor

| Data :- | | Sef | Tef | Quf | Quf | Sef | Sab | Dom |
|---|---|---|---|---|---|---|---|---|

## Área de dor

### Energia
☆ ☆ ☆ ☆ ☆

### Actividade
☆ ☆ ☆ ☆ ☆

### Dormir
☆ ☆ ☆ ☆ ☆

| Início | Fim |
|---|---|
| | |

| Duração | |
|---|---|

| Local do corpo |
|---|
| |

| Frente | Verso |
|---|---|
| Esquerda | Direita |

### Severidade

| 1 | 2 | 3 | 4 | 5 | 6 | 7 | 8 | 9 | 10 |
|---|---|---|---|---|---|---|---|---|---|

| Início | Fim |
|---|---|
| | |

| Duração | |
|---|---|

| Local do corpo |
|---|
| |

| Frente | Verso |
|---|---|
| Esquerda | Direita |

### Severidade

| 1 | 2 | 3 | 4 | 5 | 6 | 7 | 8 | 9 | 10 |
|---|---|---|---|---|---|---|---|---|---|

| Início | Fim |
|---|---|
| | |

| Duração | |
|---|---|

| Local do corpo |
|---|
| |

| Frente | Verso |
|---|---|
| Esquerda | Direita |

### Severidade

| 1 | 2 | 3 | 4 | 5 | 6 | 7 | 8 | 9 | 10 |
|---|---|---|---|---|---|---|---|---|---|

| Outros Sintomas | Gatilhos | Medidas de alívio |
|---|---|---|
| | | |
| | | |
| | | |
| | | |

## Comentários

# Livro de registo da dor

| Data :- | | Sef | Tef | Quf | Quf | Sef | Sab | Dom |
|---|---|---|---|---|---|---|---|---|

## Área de dor

| Início | Fim |
|---|---|
| | |

| Duração | |
|---|---|

| Local do corpo |
|---|

| Frente | Verso |
|---|---|
| Esquerda | Direita |

### Severidade

| 1 | 2 | 3 | 4 | 5 | 6 | 7 | 8 | 9 | 10 |
|---|---|---|---|---|---|---|---|---|---|

| Início | Fim |
|---|---|
| | |

| Duração | |
|---|---|

| Local do corpo |
|---|

| Frente | Verso |
|---|---|
| Esquerda | Direita |

### Severidade

| 1 | 2 | 3 | 4 | 5 | 6 | 7 | 8 | 9 | 10 |
|---|---|---|---|---|---|---|---|---|---|

| Início | Fim |
|---|---|
| | |

| Duração | |
|---|---|

| Local do corpo |
|---|

| Frente | Verso |
|---|---|
| Esquerda | Direita |

### Severidade

| 1 | 2 | 3 | 4 | 5 | 6 | 7 | 8 | 9 | 10 |
|---|---|---|---|---|---|---|---|---|---|

## Energia

☆ ☆ ☆ ☆ ☆

## Actividade

☆ ☆ ☆ ☆ ☆

## Dormir

☆ ☆ ☆ ☆ ☆

| Outros Sintomas | Gatilhos | Medidas de alívio |
|---|---|---|
| | | |
| | | |
| | | |
| | | |

## Comentários

# Livro de registo da dor

| Data :- | | Sef | Tef | Quf | Quf | Sef | Sab | Dom |
|---|---|---|---|---|---|---|---|---|

## Área de dor

| Início | Fim |
|---|---|
| | |

| Duração |
|---|
| |

| Local do corpo |
|---|
| |

| Frente | Verso |
|---|---|
| Esquerda | Direita |

### Severidade

| 1 | 2 | 3 | 4 | 5 | 6 | 7 | 8 | 9 | 10 |
|---|---|---|---|---|---|---|---|---|---|

| Início | Fim |
|---|---|
| | |

| Duração |
|---|
| |

| Local do corpo |
|---|
| |

| Frente | Verso |
|---|---|
| Esquerda | Direita |

### Severidade

| 1 | 2 | 3 | 4 | 5 | 6 | 7 | 8 | 9 | 10 |
|---|---|---|---|---|---|---|---|---|---|

| Início | Fim |
|---|---|
| | |

| Duração |
|---|
| |

| Local do corpo |
|---|
| |

| Frente | Verso |
|---|---|
| Esquerda | Direita |

### Severidade

| 1 | 2 | 3 | 4 | 5 | 6 | 7 | 8 | 9 | 10 |
|---|---|---|---|---|---|---|---|---|---|

## Energia

☆ ☆ ☆ ☆ ☆

## Actividade

☆ ☆ ☆ ☆ ☆

## Dormir

☆ ☆ ☆ ☆ ☆

| Outros Sintomas | Gatilhos | Medidas de alívio |
|---|---|---|
| | | |
| | | |
| | | |
| | | |

## Comentários

| |
|---|
| |
| |

# Livro de registo da dor

| Data :- | | Sef | Tef | Quf | Quf | Sef | Sab | Dom |
|---|---|---|---|---|---|---|---|---|

## Área de dor

| Início | Fim |
|---|---|
| | |
| Duração | |
| | |

| Local do corpo | |
|---|---|
| | |
| Frente | Verso |
| Esquerda | Direita |

### Severidade

| 1 | 2 | 3 | 4 | 5 | 6 | 7 | 8 | 9 | 10 |
|---|---|---|---|---|---|---|---|---|---|

| Início | Fim |
|---|---|
| | |
| Duração | |
| | |

| Local do corpo | |
|---|---|
| | |
| Frente | Verso |
| Esquerda | Direita |

### Severidade

| 1 | 2 | 3 | 4 | 5 | 6 | 7 | 8 | 9 | 10 |
|---|---|---|---|---|---|---|---|---|---|

| Início | Fim |
|---|---|
| | |
| Duração | |
| | |

| Local do corpo | |
|---|---|
| | |
| Frente | Verso |
| Esquerda | Direita |

### Severidade

| 1 | 2 | 3 | 4 | 5 | 6 | 7 | 8 | 9 | 10 |
|---|---|---|---|---|---|---|---|---|---|

## Energia

☆ ☆ ☆ ☆ ☆

## Actividade

☆ ☆ ☆ ☆ ☆

## Dormir

☆ ☆ ☆ ☆ ☆

| Outros Sintomas | Gatilhos | Medidas de alívio |
|---|---|---|
| | | |
| | | |
| | | |
| | | |

## Comentários

| |
|---|
| |
| |

# Livro de registo da dor

| Data :- | | Sef | Tef | Quf | Quf | Sef | Sab | Dom |
|---|---|---|---|---|---|---|---|---|

## Área de dor

| Energia |
|---|
| ☆ ☆ ☆ ☆ ☆ |
| **Actividade** |
| ☆ ☆ ☆ ☆ ☆ |
| **Dormir** |
| ☆ ☆ ☆ ☆ ☆ |

| Início | Fim |
|---|---|
| | |

| Duração |
|---|
| |

| Local do corpo |
|---|
| |

| Frente | Verso |
|---|---|
| Esquerda | Direita |

### Severidade

| 1 | 2 | 3 | 4 | 5 | 6 | 7 | 8 | 9 | 10 |
|---|---|---|---|---|---|---|---|---|---|

| Início | Fim |
|---|---|
| | |

| Duração |
|---|
| |

| Local do corpo |
|---|
| |

| Frente | Verso |
|---|---|
| Esquerda | Direita |

### Severidade

| 1 | 2 | 3 | 4 | 5 | 6 | 7 | 8 | 9 | 10 |
|---|---|---|---|---|---|---|---|---|---|

| Início | Fim |
|---|---|
| | |

| Duração |
|---|
| |

| Local do corpo |
|---|
| |

| Frente | Verso |
|---|---|
| Esquerda | Direita |

### Severidade

| 1 | 2 | 3 | 4 | 5 | 6 | 7 | 8 | 9 | 10 |
|---|---|---|---|---|---|---|---|---|---|

| Outros Sintomas | Gatilhos | Medidas de alívio |
|---|---|---|
| | | |
| | | |
| | | |
| | | |

### Comentários

| |
|---|
| |
| |

# Livro de registo da dor

| Data :- | | Sef | Tef | Quf | Quf | Sef | Sab | Dom |
|---|---|---|---|---|---|---|---|---|

## Área de dor

## Energia
☆ ☆ ☆ ☆ ☆

### Actividade
☆ ☆ ☆ ☆ ☆

### Dormir
☆ ☆ ☆ ☆ ☆

| Início | Fim |
|---|---|
| | |

| Duração |
|---|
| |

| Local do corpo |
|---|
| |

| Frente | Verso |
|---|---|
| Esquerda | Direita |

### Severidade

| 1 | 2 | 3 | 4 | 5 | 6 | 7 | 8 | 9 | 10 |
|---|---|---|---|---|---|---|---|---|---|

| Início | Fim |
|---|---|
| | |

| Duração |
|---|
| |

| Local do corpo |
|---|
| |

| Frente | Verso |
|---|---|
| Esquerda | Direita |

### Severidade

| 1 | 2 | 3 | 4 | 5 | 6 | 7 | 8 | 9 | 10 |
|---|---|---|---|---|---|---|---|---|---|

| Início | Fim |
|---|---|
| | |

| Duração |
|---|
| |

| Local do corpo |
|---|
| |

| Frente | Verso |
|---|---|
| Esquerda | Direita |

### Severidade

| 1 | 2 | 3 | 4 | 5 | 6 | 7 | 8 | 9 | 10 |
|---|---|---|---|---|---|---|---|---|---|

| Outros Sintomas | Gatilhos | Medidas de alívio |
|---|---|---|
| | | |
| | | |
| | | |
| | | |

## Comentários

# Livro de registo da dor

| Data :- | | Sef | Tef | Quf | Quf | Sef | Sab | Dom |
|---|---|---|---|---|---|---|---|---|

## Área de dor

## Energia

☆ ☆ ☆ ☆ ☆

## Actividade

☆ ☆ ☆ ☆ ☆

## Dormir

☆ ☆ ☆ ☆ ☆

| Início | Fim |
|---|---|
| | |

| Duração | |
|---|---|
| | |

| Local do corpo | |
|---|---|
| | |

| Frente | Verso |
|---|---|
| Esquerda | Direita |

### Severidade

| 1 | 2 | 3 | 4 | 5 | 6 | 7 | 8 | 9 | 10 |
|---|---|---|---|---|---|---|---|---|---|

| Início | Fim |
|---|---|
| | |

| Duração | |
|---|---|
| | |

| Local do corpo | |
|---|---|
| | |

| Frente | Verso |
|---|---|
| Esquerda | Direita |

### Severidade

| 1 | 2 | 3 | 4 | 5 | 6 | 7 | 8 | 9 | 10 |
|---|---|---|---|---|---|---|---|---|---|

| Início | Fim |
|---|---|
| | |

| Duração | |
|---|---|
| | |

| Local do corpo | |
|---|---|
| | |

| Frente | Verso |
|---|---|
| Esquerda | Direita |

### Severidade

| 1 | 2 | 3 | 4 | 5 | 6 | 7 | 8 | 9 | 10 |
|---|---|---|---|---|---|---|---|---|---|

| Outros Sintomas | Gatilhos | Medidas de alívio |
|---|---|---|
| | | |
| | | |
| | | |
| | | |

## Comentários

# Livro de registo da dor

| Data :- | | Sef | Tef | Quf | Quf | Sef | Sab | Dom |
|---|---|---|---|---|---|---|---|---|

## Área de dor

| Início | Fim |
|---|---|
| | |

| Duração | |
|---|---|

| Local do corpo | |
|---|---|
| | |
| Frente | Verso |
| Esquerda | Direita |

| Severidade | | | | | | | | | |
|---|---|---|---|---|---|---|---|---|---|
| 1 | 2 | 3 | 4 | 5 | 6 | 7 | 8 | 9 | 10 |

| Início | Fim |
|---|---|
| | |

| Duração | |
|---|---|

| Local do corpo | |
|---|---|
| | |
| Frente | Verso |
| Esquerda | Direita |

| Severidade | | | | | | | | | |
|---|---|---|---|---|---|---|---|---|---|
| 1 | 2 | 3 | 4 | 5 | 6 | 7 | 8 | 9 | 10 |

| Início | Fim |
|---|---|
| | |

| Duração | |
|---|---|

| Local do corpo | |
|---|---|
| | |
| Frente | Verso |
| Esquerda | Direita |

| Severidade | | | | | | | | | |
|---|---|---|---|---|---|---|---|---|---|
| 1 | 2 | 3 | 4 | 5 | 6 | 7 | 8 | 9 | 10 |

## Energia

☆ ☆ ☆ ☆ ☆

## Actividade

☆ ☆ ☆ ☆ ☆

## Dormir

☆ ☆ ☆ ☆ ☆

| Outros Sintomas | Gatilhos | Medidas de alívio |
|---|---|---|
| | | |
| | | |
| | | |
| | | |

## Comentários

# Livro de registo da dor

| Data :- | | Sef | Tef | Quf | Quf | Sef | Sab | Dom |
|---|---|---|---|---|---|---|---|---|

## Área de dor

| Início | Fim |
|---|---|
| | |

| Duração |
|---|
| |

### Local do corpo

| | |
|---|---|
| Frente | Verso |
| Esquerda | Direita |

### Severidade

| 1 | 2 | 3 | 4 | 5 | 6 | 7 | 8 | 9 | 10 |
|---|---|---|---|---|---|---|---|---|---|

| Início | Fim |
|---|---|
| | |

| Duração |
|---|
| |

### Local do corpo

| | |
|---|---|
| Frente | Verso |
| Esquerda | Direita |

### Severidade

| 1 | 2 | 3 | 4 | 5 | 6 | 7 | 8 | 9 | 10 |
|---|---|---|---|---|---|---|---|---|---|

| Início | Fim |
|---|---|
| | |

| Duração |
|---|
| |

### Local do corpo

| | |
|---|---|
| Frente | Verso |
| Esquerda | Direita |

### Severidade

| 1 | 2 | 3 | 4 | 5 | 6 | 7 | 8 | 9 | 10 |
|---|---|---|---|---|---|---|---|---|---|

### Energia

☆ ☆ ☆ ☆ ☆

### Actividade

☆ ☆ ☆ ☆ ☆

### Dormir

☆ ☆ ☆ ☆ ☆

| Outros Sintomas | Gatilhos | Medidas de alívio |
|---|---|---|
| | | |
| | | |
| | | |
| | | |

## Comentários

| |
|---|
| |
| |

# Livro de registo da dor

| Data :- | | Sef | Tef | Quf | Quf | Sef | Sab | Dom |
|---|---|---|---|---|---|---|---|---|

## Área de dor

| Início | Fim | Local do corpo | |
|---|---|---|---|
| | | | |
| Duração | | Frente | Verso |
| | | Esquerda | Direita |

### Severidade

| 1 | 2 | 3 | 4 | 5 | 6 | 7 | 8 | 9 | 10 |
|---|---|---|---|---|---|---|---|---|---|

| Início | Fim | Local do corpo | |
|---|---|---|---|
| | | | |
| Duração | | Frente | Verso |
| | | Esquerda | Direita |

### Severidade

| 1 | 2 | 3 | 4 | 5 | 6 | 7 | 8 | 9 | 10 |
|---|---|---|---|---|---|---|---|---|---|

| Início | Fim | Local do corpo | |
|---|---|---|---|
| | | | |
| Duração | | Frente | Verso |
| | | Esquerda | Direita |

### Severidade

| 1 | 2 | 3 | 4 | 5 | 6 | 7 | 8 | 9 | 10 |
|---|---|---|---|---|---|---|---|---|---|

## Energia

☆ ☆ ☆ ☆ ☆

## Actividade

☆ ☆ ☆ ☆ ☆

## Dormir

☆ ☆ ☆ ☆ ☆

| Outros Sintomas | Gatilhos | Medidas de alívio |
|---|---|---|
| | | |
| | | |
| | | |
| | | |

## Comentários

# Livro de registo da dor

| Data :- | | Sef | Tef | Quf | Quf | Sef | Sab | Dom |
|---|---|---|---|---|---|---|---|---|

## Área de dor

### Energia
☆ ☆ ☆ ☆ ☆

### Actividade
☆ ☆ ☆ ☆ ☆

### Dormir
☆ ☆ ☆ ☆ ☆

| Início | Fim |
|---|---|
| | |

| Duração |
|---|
| |

| Local do corpo |
|---|
| |

| Frente | Verso |
|---|---|
| Esquerda | Direita |

### Severidade
| 1 | 2 | 3 | 4 | 5 | 6 | 7 | 8 | 9 | 10 |
|---|---|---|---|---|---|---|---|---|---|

| Início | Fim |
|---|---|
| | |

| Duração |
|---|
| |

| Local do corpo |
|---|
| |

| Frente | Verso |
|---|---|
| Esquerda | Direita |

### Severidade
| 1 | 2 | 3 | 4 | 5 | 6 | 7 | 8 | 9 | 10 |
|---|---|---|---|---|---|---|---|---|---|

| Início | Fim |
|---|---|
| | |

| Duração |
|---|
| |

| Local do corpo |
|---|
| |

| Frente | Verso |
|---|---|
| Esquerda | Direita |

### Severidade
| 1 | 2 | 3 | 4 | 5 | 6 | 7 | 8 | 9 | 10 |
|---|---|---|---|---|---|---|---|---|---|

| Outros Sintomas | Gatilhos | Medidas de alívio |
|---|---|---|
| | | |
| | | |
| | | |
| | | |

## Comentários

# Livro de registo da dor

| Data :- | | Sef | Tef | Quf | Quf | Sef | Sab | Dom |
|---|---|---|---|---|---|---|---|---|

## Área de dor

## Início | Fim

### Duração

### Local do corpo

| Frente | Verso |
|---|---|
| Esquerda | Direita |

### Severidade

| 1 | 2 | 3 | 4 | 5 | 6 | 7 | 8 | 9 | 10 |
|---|---|---|---|---|---|---|---|---|---|

## Início | Fim

### Duração

### Local do corpo

| Frente | Verso |
|---|---|
| Esquerda | Direita |

### Severidade

| 1 | 2 | 3 | 4 | 5 | 6 | 7 | 8 | 9 | 10 |
|---|---|---|---|---|---|---|---|---|---|

## Início | Fim

### Duração

### Local do corpo

| Frente | Verso |
|---|---|
| Esquerda | Direita |

### Severidade

| 1 | 2 | 3 | 4 | 5 | 6 | 7 | 8 | 9 | 10 |
|---|---|---|---|---|---|---|---|---|---|

## Energia

☆ ☆ ☆ ☆ ☆

## Actividade

☆ ☆ ☆ ☆ ☆

## Dormir

☆ ☆ ☆ ☆ ☆

| Outros Sintomas | Gatilhos | Medidas de alívio |
|---|---|---|
|  |  |  |
|  |  |  |
|  |  |  |
|  |  |  |

## Comentários

# Livro de registo da dor

| Data :- | | Sef | Tef | Quf | Quf | Sef | Sab | Dom |
|---|---|---|---|---|---|---|---|---|

## Área de dor

| Início | Fim | | Local do corpo | |
|---|---|---|---|---|
| | | | | |
| Duração | | | Frente | Verso |
| | | | Esquerda | Direita |

### Severidade

| 1 | 2 | 3 | 4 | 5 | 6 | 7 | 8 | 9 | 10 |
|---|---|---|---|---|---|---|---|---|---|

| Início | Fim | | Local do corpo | |
|---|---|---|---|---|
| | | | | |
| Duração | | | Frente | Verso |
| | | | Esquerda | Direita |

### Severidade

| 1 | 2 | 3 | 4 | 5 | 6 | 7 | 8 | 9 | 10 |
|---|---|---|---|---|---|---|---|---|---|

| Início | Fim | | Local do corpo | |
|---|---|---|---|---|
| | | | | |
| Duração | | | Frente | Verso |
| | | | Esquerda | Direita |

### Severidade

| 1 | 2 | 3 | 4 | 5 | 6 | 7 | 8 | 9 | 10 |
|---|---|---|---|---|---|---|---|---|---|

### Energia

☆ ☆ ☆ ☆ ☆

### Actividade

☆ ☆ ☆ ☆ ☆

### Dormir

☆ ☆ ☆ ☆ ☆

| Outros Sintomas | Gatilhos | Medidas de alívio |
|---|---|---|
| | | |
| | | |
| | | |
| | | |

### Comentários

# Livro de registo da dor

| Data :- | | Sef | Tef | Quf | Quf | Sef | Sab | Dom |
|---|---|---|---|---|---|---|---|---|
| | | | | | | | | |

## Área de dor

| Início | Fim |
|---|---|
| | |

| Duração | |
|---|---|
| | |

| Local do corpo | |
|---|---|
| | |
| Frente | Verso |
| Esquerda | Direita |

### Severidade

| 1 | 2 | 3 | 4 | 5 | 6 | 7 | 8 | 9 | 10 |
|---|---|---|---|---|---|---|---|---|---|

| Início | Fim |
|---|---|
| | |

| Duração | |
|---|---|
| | |

| Local do corpo | |
|---|---|
| | |
| Frente | Verso |
| Esquerda | Direita |

### Severidade

| 1 | 2 | 3 | 4 | 5 | 6 | 7 | 8 | 9 | 10 |
|---|---|---|---|---|---|---|---|---|---|

| Início | Fim |
|---|---|
| | |

| Duração | |
|---|---|
| | |

| Local do corpo | |
|---|---|
| | |
| Frente | Verso |
| Esquerda | Direita |

### Severidade

| 1 | 2 | 3 | 4 | 5 | 6 | 7 | 8 | 9 | 10 |
|---|---|---|---|---|---|---|---|---|---|

## Energia

☆ ☆ ☆ ☆ ☆

## Actividade

☆ ☆ ☆ ☆ ☆

## Dormir

☆ ☆ ☆ ☆ ☆

| Outros Sintomas | Gatilhos | Medidas de alívio |
|---|---|---|
| | | |
| | | |
| | | |
| | | |

## Comentários

# Livro de registo da dor

| Data :- | | Sef | Tef | Quf | Quf | Sef | Sab | Dom |
|---|---|---|---|---|---|---|---|---|
| | | | | | | | | |

## Área de dor

| Energia |
|---|
| ☆ ☆ ☆ ☆ ☆ |
| **Actividade** |
| ☆ ☆ ☆ ☆ ☆ |
| **Dormir** |
| ☆ ☆ ☆ ☆ ☆ |

### Bloco 1

| Início | Fim |
|---|---|
| | |

| Duração |
|---|
| |

| Local do corpo | |
|---|---|
| Frente | Verso |
| Esquerda | Direita |

**Severidade**

| 1 | 2 | 3 | 4 | 5 | 6 | 7 | 8 | 9 | 10 |
|---|---|---|---|---|---|---|---|---|---|

### Bloco 2

| Início | Fim |
|---|---|
| | |

| Duração |
|---|
| |

| Local do corpo | |
|---|---|
| Frente | Verso |
| Esquerda | Direita |

**Severidade**

| 1 | 2 | 3 | 4 | 5 | 6 | 7 | 8 | 9 | 10 |
|---|---|---|---|---|---|---|---|---|---|

### Bloco 3

| Início | Fim |
|---|---|
| | |

| Duração |
|---|
| |

| Local do corpo | |
|---|---|
| Frente | Verso |
| Esquerda | Direita |

**Severidade**

| 1 | 2 | 3 | 4 | 5 | 6 | 7 | 8 | 9 | 10 |
|---|---|---|---|---|---|---|---|---|---|

| Outros Sintomas | Gatilhos | Medidas de alívio |
|---|---|---|
| | | |
| | | |
| | | |
| | | |

## Comentários

# Livro de registo da dor

| Data :- | | Sef | Tef | Quf | Quf | Sef | Sab | Dom |
|---|---|---|---|---|---|---|---|---|

## Área de dor

| Início | Fim |
|---|---|
| | |

| Duração |
|---|
| |

| Local do corpo |
|---|
| |

| Frente | Verso |
|---|---|
| Esquerda | Direita |

### Severidade

| 1 | 2 | 3 | 4 | 5 | 6 | 7 | 8 | 9 | 10 |
|---|---|---|---|---|---|---|---|---|---|

| Início | Fim |
|---|---|
| | |

| Duração |
|---|
| |

| Local do corpo |
|---|
| |

| Frente | Verso |
|---|---|
| Esquerda | Direita |

### Severidade

| 1 | 2 | 3 | 4 | 5 | 6 | 7 | 8 | 9 | 10 |
|---|---|---|---|---|---|---|---|---|---|

| Início | Fim |
|---|---|
| | |

| Duração |
|---|
| |

| Local do corpo |
|---|
| |

| Frente | Verso |
|---|---|
| Esquerda | Direita |

### Severidade

| 1 | 2 | 3 | 4 | 5 | 6 | 7 | 8 | 9 | 10 |
|---|---|---|---|---|---|---|---|---|---|

## Energia

☆ ☆ ☆ ☆ ☆

## Actividade

☆ ☆ ☆ ☆ ☆

## Dormir

☆ ☆ ☆ ☆ ☆

| Outros Sintomas | Gatilhos | Medidas de alívio |
|---|---|---|
| | | |
| | | |
| | | |
| | | |

## Comentários

| |
|---|
| |
| |

# Livro de registo da dor

| Data :- | | Sef | Tef | Quf | Quf | Sef | Sab | Dom |
|---|---|---|---|---|---|---|---|---|

### Área de dor

| Início | Fim |
|---|---|
| | |

| Duração |
|---|
| |

### Local do corpo

| | |
|---|---|
| Frente | Verso |
| Esquerda | Direita |

### Severidade

| 1 | 2 | 3 | 4 | 5 | 6 | 7 | 8 | 9 | 10 |
|---|---|---|---|---|---|---|---|---|---|

| Início | Fim |
|---|---|
| | |

| Duração |
|---|
| |

### Local do corpo

| | |
|---|---|
| Frente | Verso |
| Esquerda | Direita |

### Severidade

| 1 | 2 | 3 | 4 | 5 | 6 | 7 | 8 | 9 | 10 |
|---|---|---|---|---|---|---|---|---|---|

| Início | Fim |
|---|---|
| | |

| Duração |
|---|
| |

### Local do corpo

| | |
|---|---|
| Frente | Verso |
| Esquerda | Direita |

### Severidade

| 1 | 2 | 3 | 4 | 5 | 6 | 7 | 8 | 9 | 10 |
|---|---|---|---|---|---|---|---|---|---|

### Energia

☆ ☆ ☆ ☆ ☆

### Actividade

☆ ☆ ☆ ☆ ☆

### Dormir

☆ ☆ ☆ ☆ ☆

| Outros Sintomas | Gatilhos | Medidas de alívio |
|---|---|---|
| | | |
| | | |
| | | |
| | | |

### Comentários

| |
|---|
| |
| |

# Livro de registo da dor

| Data :- | | Sef | Tef | Quf | Quf | Sef | Sab | Dom |
|---|---|---|---|---|---|---|---|---|

## Área de dor

## Energia
☆ ☆ ☆ ☆ ☆

## Actividade
☆ ☆ ☆ ☆ ☆

## Dormir
☆ ☆ ☆ ☆ ☆

| Início | Fim |
|---|---|
| | |

| Duração | |
|---|---|

| Local do corpo |
|---|
| |

| Frente | Verso |
|---|---|
| Esquerda | Direita |

### Severidade
| 1 | 2 | 3 | 4 | 5 | 6 | 7 | 8 | 9 | 10 |
|---|---|---|---|---|---|---|---|---|---|

| Início | Fim |
|---|---|
| | |

| Duração | |
|---|---|

| Local do corpo |
|---|
| |

| Frente | Verso |
|---|---|
| Esquerda | Direita |

### Severidade
| 1 | 2 | 3 | 4 | 5 | 6 | 7 | 8 | 9 | 10 |
|---|---|---|---|---|---|---|---|---|---|

| Início | Fim |
|---|---|
| | |

| Duração | |
|---|---|

| Local do corpo |
|---|
| |

| Frente | Verso |
|---|---|
| Esquerda | Direita |

### Severidade
| 1 | 2 | 3 | 4 | 5 | 6 | 7 | 8 | 9 | 10 |
|---|---|---|---|---|---|---|---|---|---|

| Outros Sintomas | Gatilhos | Medidas de alívio |
|---|---|---|
| | | |
| | | |
| | | |
| | | |

## Comentários
| |
|---|
| |
| |

# Livro de registo da dor

| Data :- | Sef | Tef | Quf | Quf | Sef | Sab | Dom |
|---------|-----|-----|-----|-----|-----|-----|-----|
|         |     |     |     |     |     |     |     |

## Área de dor

| Início | Fim | Local do corpo | |
|--------|-----|----------------|---|
| | | | |
| Duração | | Frente | Verso |
| | | Esquerda | Direita |

### Severidade

| 1 | 2 | 3 | 4 | 5 | 6 | 7 | 8 | 9 | 10 |
|---|---|---|---|---|---|---|---|---|----|

| Início | Fim | Local do corpo | |
|--------|-----|----------------|---|
| | | | |
| Duração | | Frente | Verso |
| | | Esquerda | Direita |

### Severidade

| 1 | 2 | 3 | 4 | 5 | 6 | 7 | 8 | 9 | 10 |
|---|---|---|---|---|---|---|---|---|----|

| Início | Fim | Local do corpo | |
|--------|-----|----------------|---|
| | | | |
| Duração | | Frente | Verso |
| | | Esquerda | Direita |

### Severidade

| 1 | 2 | 3 | 4 | 5 | 6 | 7 | 8 | 9 | 10 |
|---|---|---|---|---|---|---|---|---|----|

| Energia |
|---------|
| ☆ ☆ ☆ ☆ ☆ |

| Actividade |
|------------|
| ☆ ☆ ☆ ☆ ☆ |

| Dormir |
|--------|
| ☆ ☆ ☆ ☆ ☆ |

| Outros Sintomas | Gatilhos | Medidas de alívio |
|-----------------|----------|-------------------|
| | | |
| | | |
| | | |
| | | |

## Comentários

# Livro de registo da dor

| Data :- | | Sef | Tef | Quf | Quf | Sef | Sab | Dom |
|---|---|---|---|---|---|---|---|---|

## Área de dor

| Início | Fim |
|---|---|
| | |

| Duração | |
|---|---|

| Local do corpo | |
|---|---|
| | |
| Frente | Verso |
| Esquerda | Direita |

### Severidade

| 1 | 2 | 3 | 4 | 5 | 6 | 7 | 8 | 9 | 10 |
|---|---|---|---|---|---|---|---|---|---|

| Início | Fim |
|---|---|
| | |

| Duração | |
|---|---|

| Local do corpo | |
|---|---|
| | |
| Frente | Verso |
| Esquerda | Direita |

### Severidade

| 1 | 2 | 3 | 4 | 5 | 6 | 7 | 8 | 9 | 10 |
|---|---|---|---|---|---|---|---|---|---|

| Início | Fim |
|---|---|
| | |

| Duração | |
|---|---|

| Local do corpo | |
|---|---|
| | |
| Frente | Verso |
| Esquerda | Direita |

### Severidade

| 1 | 2 | 3 | 4 | 5 | 6 | 7 | 8 | 9 | 10 |
|---|---|---|---|---|---|---|---|---|---|

## Energia

☆ ☆ ☆ ☆ ☆

## Actividade

☆ ☆ ☆ ☆ ☆

## Dormir

☆ ☆ ☆ ☆ ☆

| Outros Sintomas | Gatilhos | Medidas de alívio |
|---|---|---|
| | | |
| | | |
| | | |
| | | |

## Comentários

# Livro de registo da dor

| Data :- | | Sef | Tef | Quf | Quf | Sef | Sab | Don |
|---|---|---|---|---|---|---|---|---|

## Área de dor

| Início | Fim |
|---|---|
| | |

| Duração | |
|---|---|
| | |

| Local do corpo |
|---|

| Frente | Verso |
|---|---|
| Esquerda | Direita |

### Severidade

| 1 | 2 | 3 | 4 | 5 | 6 | 7 | 8 | 9 | 10 |
|---|---|---|---|---|---|---|---|---|---|

| Início | Fim |
|---|---|
| | |

| Duração | |
|---|---|
| | |

| Local do corpo |
|---|

| Frente | Verso |
|---|---|
| Esquerda | Direita |

### Severidade

| 1 | 2 | 3 | 4 | 5 | 6 | 7 | 8 | 9 | 10 |
|---|---|---|---|---|---|---|---|---|---|

| Início | Fim |
|---|---|
| | |

| Duração | |
|---|---|
| | |

| Local do corpo |
|---|

| Frente | Verso |
|---|---|
| Esquerda | Direita |

### Severidade

| 1 | 2 | 3 | 4 | 5 | 6 | 7 | 8 | 9 | 10 |
|---|---|---|---|---|---|---|---|---|---|

## Energia

☆ ☆ ☆ ☆ ☆

## Actividade

☆ ☆ ☆ ☆ ☆

## Dormir

☆ ☆ ☆ ☆ ☆

| Outros Sintomas | Gatilhos | Medidas de alívio |
|---|---|---|
| | | |
| | | |
| | | |
| | | |

## Comentários

| |
|---|
| |
| |

# Livro de registo da dor

| Data :- | | Sef | Tef | Quf | Quf | Sef | Sab | Dom |
|---|---|---|---|---|---|---|---|---|

## Área de dor

| Início | Fim | | Local do corpo | |
|---|---|---|---|---|
| | | | | |
| Duração | | | Frente | Verso |
| | | | Esquerda | Direita |

### Severidade

| 1 | 2 | 3 | 4 | 5 | 6 | 7 | 8 | 9 | 10 |
|---|---|---|---|---|---|---|---|---|---|

| Início | Fim | | Local do corpo | |
|---|---|---|---|---|
| | | | | |
| Duração | | | Frente | Verso |
| | | | Esquerda | Direita |

### Severidade

| 1 | 2 | 3 | 4 | 5 | 6 | 7 | 8 | 9 | 10 |
|---|---|---|---|---|---|---|---|---|---|

| Início | Fim | | Local do corpo | |
|---|---|---|---|---|
| | | | | |
| Duração | | | Frente | Verso |
| | | | Esquerda | Direita |

### Severidade

| 1 | 2 | 3 | 4 | 5 | 6 | 7 | 8 | 9 | 10 |
|---|---|---|---|---|---|---|---|---|---|

## Energia

☆ ☆ ☆ ☆ ☆

## Actividade

☆ ☆ ☆ ☆ ☆

## Dormir

☆ ☆ ☆ ☆ ☆

| Outros Sintomas | Gatilhos | Medidas de alívio |
|---|---|---|
| | | |
| | | |
| | | |
| | | |

## Comentários

| |
|---|
| |
| |

# Livro de registo da dor

| Data :- | | Sef | Tef | Quf | Quf | Sef | Sab | Dom |
|---|---|---|---|---|---|---|---|---|

## Área de dor

| Início | Fim |
|---|---|
| | |

| Duração |
|---|
| |

| Local do corpo |
|---|
| |

| Frente | Verso |
|---|---|
| Esquerda | Direita |

### Severidade

| 1 | 2 | 3 | 4 | 5 | 6 | 7 | 8 | 9 | 10 |
|---|---|---|---|---|---|---|---|---|---|

| Início | Fim |
|---|---|
| | |

| Duração |
|---|
| |

| Local do corpo |
|---|
| |

| Frente | Verso |
|---|---|
| Esquerda | Direita |

### Severidade

| 1 | 2 | 3 | 4 | 5 | 6 | 7 | 8 | 9 | 10 |
|---|---|---|---|---|---|---|---|---|---|

| Início | Fim |
|---|---|
| | |

| Duração |
|---|
| |

| Local do corpo |
|---|
| |

| Frente | Verso |
|---|---|
| Esquerda | Direita |

### Severidade

| 1 | 2 | 3 | 4 | 5 | 6 | 7 | 8 | 9 | 10 |
|---|---|---|---|---|---|---|---|---|---|

### Energia

☆ ☆ ☆ ☆ ☆

### Actividade

☆ ☆ ☆ ☆ ☆

### Dormir

☆ ☆ ☆ ☆ ☆

| Outros Sintomas | Gatilhos | Medidas de alívio |
|---|---|---|
| | | |
| | | |
| | | |
| | | |

### Comentários

| |
|---|
| |
| |

# Livro de registo da dor

| Data :- | | Sef | Tef | Quf | Quf | Sef | Sab | Dom |
|---|---|---|---|---|---|---|---|---|

## Área de dor

| Início | Fim |
|---|---|
| | |

| Duração |
|---|
| |

| Local do corpo |
|---|
| |

| Frente | Verso |
|---|---|
| Esquerda | Direita |

### Severidade

| 1 | 2 | 3 | 4 | 5 | 6 | 7 | 8 | 9 | 10 |
|---|---|---|---|---|---|---|---|---|---|

| Início | Fim |
|---|---|
| | |

| Duração |
|---|
| |

| Local do corpo |
|---|
| |

| Frente | Verso |
|---|---|
| Esquerda | Direita |

### Severidade

| 1 | 2 | 3 | 4 | 5 | 6 | 7 | 8 | 9 | 10 |
|---|---|---|---|---|---|---|---|---|---|

| Início | Fim |
|---|---|
| | |

| Duração |
|---|
| |

| Local do corpo |
|---|
| |

| Frente | Verso |
|---|---|
| Esquerda | Direita |

### Severidade

| 1 | 2 | 3 | 4 | 5 | 6 | 7 | 8 | 9 | 10 |
|---|---|---|---|---|---|---|---|---|---|

## Energia

☆ ☆ ☆ ☆ ☆

## Actividade

☆ ☆ ☆ ☆ ☆

## Dormir

☆ ☆ ☆ ☆ ☆

| Outros Sintomas | Gatilhos | Medidas de alívio |
|---|---|---|
| | | |
| | | |
| | | |
| | | |

## Comentários

| |
|---|
| |
| |

# Livro de registo da dor

| Data :- | Sef | Tef | Quf | Quf | Sef | Sab | Dom |
|---|---|---|---|---|---|---|---|

## Área de dor

| Início | Fim |
|---|---|
| | |

| Duração |
|---|
| |

| Local do corpo |
|---|
| |

| Frente | Verso |
|---|---|
| Esquerda | Direita |

### Severidade

| 1 | 2 | 3 | 4 | 5 | 6 | 7 | 8 | 9 | 10 |
|---|---|---|---|---|---|---|---|---|---|

| Início | Fim |
|---|---|
| | |

| Duração |
|---|
| |

| Local do corpo |
|---|
| |

| Frente | Verso |
|---|---|
| Esquerda | Direita |

### Severidade

| 1 | 2 | 3 | 4 | 5 | 6 | 7 | 8 | 9 | 10 |
|---|---|---|---|---|---|---|---|---|---|

| Início | Fim |
|---|---|
| | |

| Duração |
|---|
| |

| Local do corpo |
|---|
| |

| Frente | Verso |
|---|---|
| Esquerda | Direita |

### Severidade

| 1 | 2 | 3 | 4 | 5 | 6 | 7 | 8 | 9 | 10 |
|---|---|---|---|---|---|---|---|---|---|

### Energia

☆ ☆ ☆ ☆ ☆

### Actividade

☆ ☆ ☆ ☆ ☆

### Dormir

☆ ☆ ☆ ☆ ☆

| Outros Sintomas | Gatilhos | Medidas de alívio |
|---|---|---|
| | | |
| | | |
| | | |
| | | |

## Comentários

| |
|---|
| |
| |

# Livro de registo da dor

| Data :- | | Sef | Tef | Quf | Quf | Sef | Sab | Dom |
| --- | --- | --- | --- | --- | --- | --- | --- | --- |

## Área de dor

### Energia
☆ ☆ ☆ ☆ ☆

### Actividade
☆ ☆ ☆ ☆ ☆

### Dormir
☆ ☆ ☆ ☆ ☆

| Início | Fim |
| --- | --- |
| | |
| Duração | |
| | |

| Local do corpo | |
| --- | --- |
| | |
| Frente | Verso |
| Esquerda | Direita |

### Severidade

| 1 | 2 | 3 | 4 | 5 | 6 | 7 | 8 | 9 | 10 |
| --- | --- | --- | --- | --- | --- | --- | --- | --- | --- |

| Início | Fim |
| --- | --- |
| | |
| Duração | |
| | |

| Local do corpo | |
| --- | --- |
| | |
| Frente | Verso |
| Esquerda | Direita |

### Severidade

| 1 | 2 | 3 | 4 | 5 | 6 | 7 | 8 | 9 | 10 |
| --- | --- | --- | --- | --- | --- | --- | --- | --- | --- |

| Início | Fim |
| --- | --- |
| | |
| Duração | |
| | |

| Local do corpo | |
| --- | --- |
| | |
| Frente | Verso |
| Esquerda | Direita |

### Severidade

| 1 | 2 | 3 | 4 | 5 | 6 | 7 | 8 | 9 | 10 |
| --- | --- | --- | --- | --- | --- | --- | --- | --- | --- |

| Outros Sintomas | Gatilhos | Medidas de alívio |
| --- | --- | --- |
| | | |
| | | |
| | | |
| | | |

## Comentários

# Livro de registo da dor

| Data :- | | Sef | Tef | Quf | Quf | Sef | Sab | Don |
|---|---|---|---|---|---|---|---|---|

## Área de dor

---

| Início | Fim |
|---|---|
| | |

| Duração | |
|---|---|
| | |

**Local do corpo**

| Frente | Verso |
|---|---|
| Esquerda | Direita |

**Severidade**

| 1 | 2 | 3 | 4 | 5 | 6 | 7 | 8 | 9 | 10 |
|---|---|---|---|---|---|---|---|---|---|

| Início | Fim |
|---|---|
| | |

| Duração | |
|---|---|
| | |

**Local do corpo**

| Frente | Verso |
|---|---|
| Esquerda | Direita |

**Severidade**

| 1 | 2 | 3 | 4 | 5 | 6 | 7 | 8 | 9 | 10 |
|---|---|---|---|---|---|---|---|---|---|

| Início | Fim |
|---|---|
| | |

| Duração | |
|---|---|
| | |

**Local do corpo**

| Frente | Verso |
|---|---|
| Esquerda | Direita |

**Severidade**

| 1 | 2 | 3 | 4 | 5 | 6 | 7 | 8 | 9 | 10 |
|---|---|---|---|---|---|---|---|---|---|

### Energia

☆ ☆ ☆ ☆ ☆

### Actividade

☆ ☆ ☆ ☆ ☆

### Dormir

☆ ☆ ☆ ☆ ☆

| Outros Sintomas | Gatilhos | Medidas de alívio |
|---|---|---|
| | | |
| | | |
| | | |
| | | |

**Comentários**

# Livro de registo da dor

| Data :- | Sef | Tef | Quf | Quf | Sef | Sab | Dom |
|---|---|---|---|---|---|---|---|
| | | | | | | | |

## Área de dor

| Início | Fim |
|---|---|
| | |

| Duração |
|---|
| |

### Local do corpo

| | |
|---|---|
| Frente | Verso |
| Esquerda | Direita |

### Severidade

| 1 | 2 | 3 | 4 | 5 | 6 | 7 | 8 | 9 | 10 |
|---|---|---|---|---|---|---|---|---|---|

| Início | Fim |
|---|---|
| | |

| Duração |
|---|
| |

### Local do corpo

| | |
|---|---|
| Frente | Verso |
| Esquerda | Direita |

### Severidade

| 1 | 2 | 3 | 4 | 5 | 6 | 7 | 8 | 9 | 10 |
|---|---|---|---|---|---|---|---|---|---|

| Início | Fim |
|---|---|
| | |

| Duração |
|---|
| |

### Local do corpo

| | |
|---|---|
| Frente | Verso |
| Esquerda | Direita |

### Severidade

| 1 | 2 | 3 | 4 | 5 | 6 | 7 | 8 | 9 | 10 |
|---|---|---|---|---|---|---|---|---|---|

## Energia

☆ ☆ ☆ ☆ ☆

## Actividade

☆ ☆ ☆ ☆ ☆

## Dormir

☆ ☆ ☆ ☆ ☆

| Outros Sintomas | Gatilhos | Medidas de alívio |
|---|---|---|
| | | |
| | | |
| | | |
| | | |

## Comentários

| |
|---|
| |
| |
| |

# Livro de registo da dor

| Data :- | | Sef | Tef | Quf | Quf | Sef | Sab | Dom |
|---|---|---|---|---|---|---|---|---|

## Área de dor

## Energia
☆ ☆ ☆ ☆ ☆

## Actividade
☆ ☆ ☆ ☆ ☆

## Dormir
☆ ☆ ☆ ☆ ☆

| Início | Fim |
|---|---|
| | |

| Duração | |
|---|---|

| Local do corpo | |
|---|---|
| Frente | Verso |
| Esquerda | Direita |

### Severidade

| 1 | 2 | 3 | 4 | 5 | 6 | 7 | 8 | 9 | 10 |
|---|---|---|---|---|---|---|---|---|---|

| Início | Fim |
|---|---|
| | |

| Duração | |
|---|---|

| Local do corpo | |
|---|---|
| Frente | Verso |
| Esquerda | Direita |

### Severidade

| 1 | 2 | 3 | 4 | 5 | 6 | 7 | 8 | 9 | 10 |
|---|---|---|---|---|---|---|---|---|---|

| Início | Fim |
|---|---|
| | |

| Duração | |
|---|---|

| Local do corpo | |
|---|---|
| Frente | Verso |
| Esquerda | Direita |

### Severidade

| 1 | 2 | 3 | 4 | 5 | 6 | 7 | 8 | 9 | 10 |
|---|---|---|---|---|---|---|---|---|---|

| Outros Sintomas | Gatilhos | Medidas de alívio |
|---|---|---|
| | | |
| | | |
| | | |
| | | |

## Comentários

# Livro de registo da dor

| Data :- | | Sef | Tef | Quf | Quf | Sef | Sab | Dom |
|---|---|---|---|---|---|---|---|---|

## Área de dor

## Energia
☆ ☆ ☆ ☆ ☆

## Actividade
☆ ☆ ☆ ☆ ☆

## Dormir
☆ ☆ ☆ ☆ ☆

| Início | Fim |
|---|---|
| | |

| Duração | |
|---|---|
| | |

| Local do corpo |
|---|
| |

| Frente | Verso |
|---|---|
| Esquerda | Direita |

### Severidade

| 1 | 2 | 3 | 4 | 5 | 6 | 7 | 8 | 9 | 10 |
|---|---|---|---|---|---|---|---|---|---|

| Início | Fim |
|---|---|
| | |

| Duração | |
|---|---|
| | |

| Local do corpo |
|---|
| |

| Frente | Verso |
|---|---|
| Esquerda | Direita |

### Severidade

| 1 | 2 | 3 | 4 | 5 | 6 | 7 | 8 | 9 | 10 |
|---|---|---|---|---|---|---|---|---|---|

| Início | Fim |
|---|---|
| | |

| Duração | |
|---|---|
| | |

| Local do corpo |
|---|
| |

| Frente | Verso |
|---|---|
| Esquerda | Direita |

### Severidade

| 1 | 2 | 3 | 4 | 5 | 6 | 7 | 8 | 9 | 10 |
|---|---|---|---|---|---|---|---|---|---|

| Outros Sintomas | Gatilhos | Medidas de alívio |
|---|---|---|
| | | |
| | | |
| | | |
| | | |

## Comentários

| |
|---|
| |
| |

# Livro de registo da dor

| Data :- | | Sef | Tef | Quf | Quf | Sef | Sab | Dom |
|---|---|---|---|---|---|---|---|---|

## Área de dor

| Início | Fim |
|---|---|
| | |
| **Duração** | |
| | |

| Local do corpo | |
|---|---|
| | |
| Frente | Verso |
| Esquerda | Direita |

### Severidade

| 1 | 2 | 3 | 4 | 5 | 6 | 7 | 8 | 9 | 10 |
|---|---|---|---|---|---|---|---|---|---|

| Início | Fim |
|---|---|
| | |
| **Duração** | |
| | |

| Local do corpo | |
|---|---|
| | |
| Frente | Verso |
| Esquerda | Direita |

### Severidade

| 1 | 2 | 3 | 4 | 5 | 6 | 7 | 8 | 9 | 10 |
|---|---|---|---|---|---|---|---|---|---|

| Início | Fim |
|---|---|
| | |
| **Duração** | |
| | |

| Local do corpo | |
|---|---|
| | |
| Frente | Verso |
| Esquerda | Direita |

### Severidade

| 1 | 2 | 3 | 4 | 5 | 6 | 7 | 8 | 9 | 10 |
|---|---|---|---|---|---|---|---|---|---|

## Energia

☆ ☆ ☆ ☆ ☆

## Actividade

☆ ☆ ☆ ☆ ☆

## Dormir

☆ ☆ ☆ ☆ ☆

| Outros Sintomas | Gatilhos | Medidas de alívio |
|---|---|---|
| | | |
| | | |
| | | |
| | | |

## Comentários

| |
|---|
| |
| |

# Livro de registo da dor

| Data :- | | Sef | Tef | Quf | Quf | Sef | Sab | Dom |
|---|---|---|---|---|---|---|---|---|

## Área de dor

| Início | Fim | | Local do corpo | |
|---|---|---|---|---|
| | | | | |
| Duração | | | Frente | Verso |
| | | | Esquerda | Direita |

### Severidade

| 1 | 2 | 3 | 4 | 5 | 6 | 7 | 8 | 9 | 10 |
|---|---|---|---|---|---|---|---|---|---|

| Início | Fim | | Local do corpo | |
|---|---|---|---|---|
| | | | | |
| Duração | | | Frente | Verso |
| | | | Esquerda | Direita |

### Severidade

| 1 | 2 | 3 | 4 | 5 | 6 | 7 | 8 | 9 | 10 |
|---|---|---|---|---|---|---|---|---|---|

| Início | Fim | | Local do corpo | |
|---|---|---|---|---|
| | | | | |
| Duração | | | Frente | Verso |
| | | | Esquerda | Direita |

### Severidade

| 1 | 2 | 3 | 4 | 5 | 6 | 7 | 8 | 9 | 10 |
|---|---|---|---|---|---|---|---|---|---|

## Energia

☆ ☆ ☆ ☆ ☆

## Actividade

☆ ☆ ☆ ☆ ☆

## Dormir

☆ ☆ ☆ ☆ ☆

| Outros Sintomas | Gatilhos | Medidas de alívio |
|---|---|---|
| | | |
| | | |
| | | |
| | | |

## Comentários

# Livro de registo da dor

| Data :- | | Sef | Tef | Quf | Quf | Sef | Sab | Don |
|---|---|---|---|---|---|---|---|---|

## Área de dor

### Energia
☆ ☆ ☆ ☆ ☆

### Actividade
☆ ☆ ☆ ☆ ☆

### Dormir
☆ ☆ ☆ ☆ ☆

| Início | Fim |
|---|---|
| | |

| Duração | |
|---|---|
| | |

| Local do corpo | |
|---|---|
| | |
| Frente | Verso |
| Esquerda | Direita |

### Severidade

| 1 | 2 | 3 | 4 | 5 | 6 | 7 | 8 | 9 | 10 |
|---|---|---|---|---|---|---|---|---|---|

| Início | Fim |
|---|---|
| | |

| Duração | |
|---|---|
| | |

| Local do corpo | |
|---|---|
| | |
| Frente | Verso |
| Esquerda | Direita |

### Severidade

| 1 | 2 | 3 | 4 | 5 | 6 | 7 | 8 | 9 | 10 |
|---|---|---|---|---|---|---|---|---|---|

| Início | Fim |
|---|---|
| | |

| Duração | |
|---|---|
| | |

| Local do corpo | |
|---|---|
| | |
| Frente | Verso |
| Esquerda | Direita |

### Severidade

| 1 | 2 | 3 | 4 | 5 | 6 | 7 | 8 | 9 | 10 |
|---|---|---|---|---|---|---|---|---|---|

| Outros Sintomas | Gatilhos | Medidas de alívio |
|---|---|---|
| | | |
| | | |
| | | |
| | | |

### Comentários

| |
|---|
| |
| |

# Livro de registo da dor

| Data :- | | Sef | Tef | Quf | Quf | Sef | Sab | Dom |
|---|---|---|---|---|---|---|---|---|

## Área de dor

| Início | Fim |
|---|---|
| | |

| Duração |
|---|
| |

| Local do corpo |
|---|
| |

| Frente | Verso |
|---|---|
| Esquerda | Direita |

### Severidade

| 1 | 2 | 3 | 4 | 5 | 6 | 7 | 8 | 9 | 10 |
|---|---|---|---|---|---|---|---|---|---|

| Início | Fim |
|---|---|
| | |

| Duração |
|---|
| |

| Local do corpo |
|---|
| |

| Frente | Verso |
|---|---|
| Esquerda | Direita |

### Severidade

| 1 | 2 | 3 | 4 | 5 | 6 | 7 | 8 | 9 | 10 |
|---|---|---|---|---|---|---|---|---|---|

## Energia

☆ ☆ ☆ ☆ ☆

## Actividade

☆ ☆ ☆ ☆ ☆

## Dormir

☆ ☆ ☆ ☆ ☆

| Início | Fim |
|---|---|
| | |

| Duração |
|---|
| |

| Local do corpo |
|---|
| |

| Frente | Verso |
|---|---|
| Esquerda | Direita |

### Severidade

| 1 | 2 | 3 | 4 | 5 | 6 | 7 | 8 | 9 | 10 |
|---|---|---|---|---|---|---|---|---|---|

| Outros Sintomas | Gatilhos | Medidas de alívio |
|---|---|---|
| | | |
| | | |
| | | |
| | | |

## Comentários

# Livro de registo da dor

| Data :- | | Sef | Tef | Quf | Quf | Sef | Sab | Dom |
|---|---|---|---|---|---|---|---|---|

## Área de dor

### Energia
☆ ☆ ☆ ☆ ☆

### Actividade
☆ ☆ ☆ ☆ ☆

### Dormir
☆ ☆ ☆ ☆ ☆

| Início | Fim |
|---|---|
| | |

| Duração | |
|---|---|
| | |

### Local do corpo

| Frente | Verso |
|---|---|
| Esquerda | Direita |

### Severidade

| 1 | 2 | 3 | 4 | 5 | 6 | 7 | 8 | 9 | 10 |
|---|---|---|---|---|---|---|---|---|---|

| Início | Fim |
|---|---|
| | |

| Duração | |
|---|---|
| | |

### Local do corpo

| Frente | Verso |
|---|---|
| Esquerda | Direita |

### Severidade

| 1 | 2 | 3 | 4 | 5 | 6 | 7 | 8 | 9 | 10 |
|---|---|---|---|---|---|---|---|---|---|

| Início | Fim |
|---|---|
| | |

| Duração | |
|---|---|
| | |

### Local do corpo

| Frente | Verso |
|---|---|
| Esquerda | Direita |

### Severidade

| 1 | 2 | 3 | 4 | 5 | 6 | 7 | 8 | 9 | 10 |
|---|---|---|---|---|---|---|---|---|---|

| Outros Sintomas | Gatilhos | Medidas de alívio |
|---|---|---|
| | | |
| | | |
| | | |
| | | |

## Comentários

# Livro de registo da dor

| Data :- | | Sef | Tef | Quf | Quf | Sef | Sab | Dom |
|---|---|---|---|---|---|---|---|---|

## Área de dor

| Início | Fim |
|---|---|
| | |

| Duração |
|---|
| |

| Local do corpo |
|---|
| |

| Frente | Verso |
|---|---|
| Esquerda | Direita |

### Severidade

| 1 | 2 | 3 | 4 | 5 | 6 | 7 | 8 | 9 | 10 |
|---|---|---|---|---|---|---|---|---|---|

| Início | Fim |
|---|---|
| | |

| Duração |
|---|
| |

| Local do corpo |
|---|
| |

| Frente | Verso |
|---|---|
| Esquerda | Direita |

### Severidade

| 1 | 2 | 3 | 4 | 5 | 6 | 7 | 8 | 9 | 10 |
|---|---|---|---|---|---|---|---|---|---|

| Início | Fim |
|---|---|
| | |

| Duração |
|---|
| |

| Local do corpo |
|---|
| |

| Frente | Verso |
|---|---|
| Esquerda | Direita |

### Severidade

| 1 | 2 | 3 | 4 | 5 | 6 | 7 | 8 | 9 | 10 |
|---|---|---|---|---|---|---|---|---|---|

## Energia

☆ ☆ ☆ ☆ ☆

## Actividade

☆ ☆ ☆ ☆ ☆

## Dormir

☆ ☆ ☆ ☆ ☆

| Outros Sintomas | Gatilhos | Medidas de alívio |
|---|---|---|
| | | |
| | | |
| | | |
| | | |

## Comentários

| |
|---|
| |
| |

# Livro de registo da dor

| Data :- | | Sef | Tef | Quf | Quf | Sef | Sab | Dom |
|---------|--|-----|-----|-----|-----|-----|-----|-----|

## Área de dor

| Início | Fim |
|--------|-----|
| | |

| Duração |
|---------|
| |

| Local do corpo |
|----------------|
| |

| Frente | Verso |
|--------|-------|
| Esquerda | Direita |

### Severidade

| 1 | 2 | 3 | 4 | 5 | 6 | 7 | 8 | 9 | 10 |
|---|---|---|---|---|---|---|---|---|----|

| Início | Fim |
|--------|-----|
| | |

| Duração |
|---------|
| |

| Local do corpo |
|----------------|
| |

| Frente | Verso |
|--------|-------|
| Esquerda | Direita |

### Severidade

| 1 | 2 | 3 | 4 | 5 | 6 | 7 | 8 | 9 | 10 |
|---|---|---|---|---|---|---|---|---|----|

| Início | Fim |
|--------|-----|
| | |

| Duração |
|---------|
| |

| Local do corpo |
|----------------|
| |

| Frente | Verso |
|--------|-------|
| Esquerda | Direita |

### Severidade

| 1 | 2 | 3 | 4 | 5 | 6 | 7 | 8 | 9 | 10 |
|---|---|---|---|---|---|---|---|---|----|

## Energia

☆ ☆ ☆ ☆ ☆

## Actividade

☆ ☆ ☆ ☆ ☆

## Dormir

☆ ☆ ☆ ☆ ☆

| Outros Sintomas | Gatilhos | Medidas de alívio |
|-----------------|----------|-------------------|
| | | |
| | | |
| | | |
| | | |

## Comentários

| |
|--|
| |
| |

# Livro de registo da dor

| Data :- | Sef | Tef | Quf | Quf | Sef | Sab | Dom |
|---|---|---|---|---|---|---|---|
| | | | | | | | |

## Área de dor

### Energia
☆ ☆ ☆ ☆ ☆

### Actividade
☆ ☆ ☆ ☆ ☆

### Dormir
☆ ☆ ☆ ☆ ☆

| Início | Fim |
|---|---|
| | |

| Duração |
|---|
| |

| Local do corpo |
|---|
| |

| Frente | Verso |
|---|---|
| Esquerda | Direita |

### Severidade

| 1 | 2 | 3 | 4 | 5 | 6 | 7 | 8 | 9 | 10 |
|---|---|---|---|---|---|---|---|---|---|

| Início | Fim |
|---|---|
| | |

| Duração |
|---|
| |

| Local do corpo |
|---|
| |

| Frente | Verso |
|---|---|
| Esquerda | Direita |

### Severidade

| 1 | 2 | 3 | 4 | 5 | 6 | 7 | 8 | 9 | 10 |
|---|---|---|---|---|---|---|---|---|---|

| Início | Fim |
|---|---|
| | |

| Duração |
|---|
| |

| Local do corpo |
|---|
| |

| Frente | Verso |
|---|---|
| Esquerda | Direita |

### Severidade

| 1 | 2 | 3 | 4 | 5 | 6 | 7 | 8 | 9 | 10 |
|---|---|---|---|---|---|---|---|---|---|

| Outros Sintomas | Gatilhos | Medidas de alívio |
|---|---|---|
| | | |
| | | |
| | | |
| | | |

## Comentários

# Livro de registo da dor

| Data :- | | Sef | Tef | Quf | Quf | Sef | Sab | Don |
|---|---|---|---|---|---|---|---|---|

## Área de dor

| Energia |
|---|
| ☆ ☆ ☆ ☆ ☆ |
| **Actividade** |
| ☆ ☆ ☆ ☆ ☆ |
| **Dormir** |
| ☆ ☆ ☆ ☆ ☆ |

| Início | Fim |
|---|---|
| | |
| Duração | |
| | |

| Local do corpo | |
|---|---|
| | |
| Frente | Verso |
| Esquerda | Direita |

### Severidade

| 1 | 2 | 3 | 4 | 5 | 6 | 7 | 8 | 9 | 10 |
|---|---|---|---|---|---|---|---|---|---|

| Início | Fim |
|---|---|
| | |
| Duração | |
| | |

| Local do corpo | |
|---|---|
| | |
| Frente | Verso |
| Esquerda | Direita |

### Severidade

| 1 | 2 | 3 | 4 | 5 | 6 | 7 | 8 | 9 | 10 |
|---|---|---|---|---|---|---|---|---|---|

| Início | Fim |
|---|---|
| | |
| Duração | |
| | |

| Local do corpo | |
|---|---|
| | |
| Frente | Verso |
| Esquerda | Direita |

### Severidade

| 1 | 2 | 3 | 4 | 5 | 6 | 7 | 8 | 9 | 10 |
|---|---|---|---|---|---|---|---|---|---|

| Outros Sintomas | Gatilhos | Medidas de alívio |
|---|---|---|
| | | |
| | | |
| | | |
| | | |

### Comentários

| |
|---|
| |
| |

# Livro de registo da dor

| Data :- | | Sef | Tef | Quf | Quf | Sef | Sab | Dom |
|---|---|---|---|---|---|---|---|---|

## Área de dor

| Início | Fim |
|---|---|
| | |
| Duração | |
| | |

| Local do corpo | |
|---|---|
| | |
| Frente | Verso |
| Esquerda | Direita |

### Severidade

| 1 | 2 | 3 | 4 | 5 | 6 | 7 | 8 | 9 | 10 |
|---|---|---|---|---|---|---|---|---|---|

| Início | Fim |
|---|---|
| | |
| Duração | |
| | |

| Local do corpo | |
|---|---|
| | |
| Frente | Verso |
| Esquerda | Direita |

### Severidade

| 1 | 2 | 3 | 4 | 5 | 6 | 7 | 8 | 9 | 10 |
|---|---|---|---|---|---|---|---|---|---|

| Início | Fim |
|---|---|
| | |
| Duração | |
| | |

| Local do corpo | |
|---|---|
| | |
| Frente | Verso |
| Esquerda | Direita |

### Severidade

| 1 | 2 | 3 | 4 | 5 | 6 | 7 | 8 | 9 | 10 |
|---|---|---|---|---|---|---|---|---|---|

## Energia

☆ ☆ ☆ ☆ ☆

## Actividade

☆ ☆ ☆ ☆ ☆

## Dormir

☆ ☆ ☆ ☆ ☆

| Outros Sintomas | Gatilhos | Medidas de alívio |
|---|---|---|
| | | |
| | | |
| | | |
| | | |

## Comentários

| |
|---|
| |
| |

# Livro de registo da dor

| Data :- | Sef | Tef | Quf | Quf | Sef | Sab | Dom |
|---|---|---|---|---|---|---|---|

## Área de dor

| Início | Fim | | Local do corpo | |
|---|---|---|---|---|
| | | | | |
| Duração | | | Frente | Verso |
| | | | Esquerda | Direita |

### Severidade

| 1 | 2 | 3 | 4 | 5 | 6 | 7 | 8 | 9 | 10 |
|---|---|---|---|---|---|---|---|---|---|

| Início | Fim | | Local do corpo | |
|---|---|---|---|---|
| | | | | |
| Duração | | | Frente | Verso |
| | | | Esquerda | Direita |

### Severidade

| 1 | 2 | 3 | 4 | 5 | 6 | 7 | 8 | 9 | 10 |
|---|---|---|---|---|---|---|---|---|---|

| Início | Fim | | Local do corpo | |
|---|---|---|---|---|
| | | | | |
| Duração | | | Frente | Verso |
| | | | Esquerda | Direita |

### Severidade

| 1 | 2 | 3 | 4 | 5 | 6 | 7 | 8 | 9 | 10 |
|---|---|---|---|---|---|---|---|---|---|

### Energia

☆ ☆ ☆ ☆ ☆

### Actividade

☆ ☆ ☆ ☆ ☆

### Dormir

☆ ☆ ☆ ☆ ☆

| Outros Sintomas | Gatilhos | Medidas de alívio |
|---|---|---|
| | | |
| | | |
| | | |
| | | |

### Comentários

| |
|---|
| |
| |

# Livro de registo da dor

| Data :- | | Sef | Tef | Quf | Quf | Sef | Sab | Dom |
|---|---|---|---|---|---|---|---|---|

## Área de dor

## Energia
☆ ☆ ☆ ☆ ☆

## Actividade
☆ ☆ ☆ ☆ ☆

## Dormir
☆ ☆ ☆ ☆ ☆

| Início | Fim |
|---|---|
| | |

| Duração | |
|---|---|

| Local do corpo | |
|---|---|
| Frente | Verso |
| Esquerda | Direita |

### Severidade

| 1 | 2 | 3 | 4 | 5 | 6 | 7 | 8 | 9 | 10 |
|---|---|---|---|---|---|---|---|---|---|

| Início | Fim |
|---|---|
| | |

| Duração | |
|---|---|

| Local do corpo | |
|---|---|
| Frente | Verso |
| Esquerda | Direita |

### Severidade

| 1 | 2 | 3 | 4 | 5 | 6 | 7 | 8 | 9 | 10 |
|---|---|---|---|---|---|---|---|---|---|

| Início | Fim |
|---|---|
| | |

| Duração | |
|---|---|

| Local do corpo | |
|---|---|
| Frente | Verso |
| Esquerda | Direita |

### Severidade

| 1 | 2 | 3 | 4 | 5 | 6 | 7 | 8 | 9 | 10 |
|---|---|---|---|---|---|---|---|---|---|

| Outros Sintomas | Gatilhos | Medidas de alívio |
|---|---|---|
| | | |
| | | |
| | | |
| | | |

## Comentários

# Livro de registo da dor

| Data :- | | Sef | Tef | Quf | Quf | Sef | Sab | Dom |
|---|---|---|---|---|---|---|---|---|
| | | | | | | | | |

## Área de dor

### Energia
☆ ☆ ☆ ☆ ☆

### Actividade
☆ ☆ ☆ ☆ ☆

### Dormir
☆ ☆ ☆ ☆ ☆

| Início | Fim |
|---|---|
| | |

| Duração |
|---|
| |

| Local do corpo |
|---|
| |

| Frente | Verso |
|---|---|
| Esquerda | Direita |

### Severidade

| 1 | 2 | 3 | 4 | 5 | 6 | 7 | 8 | 9 | 10 |
|---|---|---|---|---|---|---|---|---|---|
| | | | | | | | | | |

| Início | Fim |
|---|---|
| | |

| Duração |
|---|
| |

| Local do corpo |
|---|
| |

| Frente | Verso |
|---|---|
| Esquerda | Direita |

### Severidade

| 1 | 2 | 3 | 4 | 5 | 6 | 7 | 8 | 9 | 10 |
|---|---|---|---|---|---|---|---|---|---|
| | | | | | | | | | |

| Início | Fim |
|---|---|
| | |

| Duração |
|---|
| |

| Local do corpo |
|---|
| |

| Frente | Verso |
|---|---|
| Esquerda | Direita |

### Severidade

| 1 | 2 | 3 | 4 | 5 | 6 | 7 | 8 | 9 | 10 |
|---|---|---|---|---|---|---|---|---|---|
| | | | | | | | | | |

| Outros Sintomas | Gatilhos | Medidas de alívio |
|---|---|---|
| | | |
| | | |
| | | |
| | | |

### Comentários

| |
|---|
| |
| |

# Livro de registo da dor

| Data :- | | Sef | Tef | Quf | Quf | Sef | Sab | Dom |
| --- | --- | --- | --- | --- | --- | --- | --- | --- |

## Área de dor

| Início | Fim |
| --- | --- |
| | |
| Duração | |
| | |

| Local do corpo | |
| --- | --- |
| | |
| Frente | Verso |
| Esquerda | Direita |

### Severidade

| 1 | 2 | 3 | 4 | 5 | 6 | 7 | 8 | 9 | 10 |
| --- | --- | --- | --- | --- | --- | --- | --- | --- | --- |

| Início | Fim |
| --- | --- |
| | |
| Duração | |
| | |

| Local do corpo | |
| --- | --- |
| | |
| Frente | Verso |
| Esquerda | Direita |

### Severidade

| 1 | 2 | 3 | 4 | 5 | 6 | 7 | 8 | 9 | 10 |
| --- | --- | --- | --- | --- | --- | --- | --- | --- | --- |

| Início | Fim |
| --- | --- |
| | |
| Duração | |
| | |

| Local do corpo | |
| --- | --- |
| | |
| Frente | Verso |
| Esquerda | Direita |

### Severidade

| 1 | 2 | 3 | 4 | 5 | 6 | 7 | 8 | 9 | 10 |
| --- | --- | --- | --- | --- | --- | --- | --- | --- | --- |

## Energia

☆ ☆ ☆ ☆ ☆

## Actividade

☆ ☆ ☆ ☆ ☆

## Dormir

☆ ☆ ☆ ☆ ☆

| Outros Sintomas | Gatilhos | Medidas de alívio |
| --- | --- | --- |
| | | |
| | | |
| | | |
| | | |

## Comentários

# Livro de registo da dor

| Data :- | | Sef | Tef | Quf | Quf | Sef | Sab | Dom |
|---|---|---|---|---|---|---|---|---|

## Área de dor

| Início | Fim |
|---|---|
| | |

| Duração |
|---|
| |

| Local do corpo |
|---|
| |

| Frente | Verso |
|---|---|
| Esquerda | Direita |

### Severidade

| 1 | 2 | 3 | 4 | 5 | 6 | 7 | 8 | 9 | 10 |
|---|---|---|---|---|---|---|---|---|---|

| Início | Fim |
|---|---|
| | |

| Duração |
|---|
| |

| Local do corpo |
|---|
| |

| Frente | Verso |
|---|---|
| Esquerda | Direita |

### Severidade

| 1 | 2 | 3 | 4 | 5 | 6 | 7 | 8 | 9 | 10 |
|---|---|---|---|---|---|---|---|---|---|

| Início | Fim |
|---|---|
| | |

| Duração |
|---|
| |

| Local do corpo |
|---|
| |

| Frente | Verso |
|---|---|
| Esquerda | Direita |

### Severidade

| 1 | 2 | 3 | 4 | 5 | 6 | 7 | 8 | 9 | 10 |
|---|---|---|---|---|---|---|---|---|---|

## Energia

☆ ☆ ☆ ☆ ☆

## Actividade

☆ ☆ ☆ ☆ ☆

## Dormir

☆ ☆ ☆ ☆ ☆

| Outros Sintomas | Gatilhos | Medidas de alívio |
|---|---|---|
| | | |
| | | |
| | | |
| | | |

## Comentários

| |
|---|
| |
| |

# Livro de registo da dor

| Data :- | | Sef | Tef | Quf | Quf | Sef | Sab | Dom |
|---|---|---|---|---|---|---|---|---|

## Área de dor

| Início | Fim |
|---|---|
| | |

| Duração |
|---|
| |

### Local do corpo

| | |
|---|---|
| Frente | Verso |
| Esquerda | Direita |

### Severidade

| 1 | 2 | 3 | 4 | 5 | 6 | 7 | 8 | 9 | 10 |
|---|---|---|---|---|---|---|---|---|---|

| Início | Fim |
|---|---|
| | |

| Duração |
|---|
| |

### Local do corpo

| | |
|---|---|
| Frente | Verso |
| Esquerda | Direita |

### Severidade

| 1 | 2 | 3 | 4 | 5 | 6 | 7 | 8 | 9 | 10 |
|---|---|---|---|---|---|---|---|---|---|

| Início | Fim |
|---|---|
| | |

| Duração |
|---|
| |

### Local do corpo

| | |
|---|---|
| Frente | Verso |
| Esquerda | Direita |

### Severidade

| 1 | 2 | 3 | 4 | 5 | 6 | 7 | 8 | 9 | 10 |
|---|---|---|---|---|---|---|---|---|---|

## Energia

☆ ☆ ☆ ☆ ☆

## Actividade

☆ ☆ ☆ ☆ ☆

## Dormir

☆ ☆ ☆ ☆ ☆

| Outros Sintomas | Gatilhos | Medidas de alívio |
|---|---|---|
| | | |
| | | |
| | | |
| | | |

## Comentários

| |
|---|
| |
| |
| |

# Livro de registo da dor

| Data :- | | Sef | Tef | Quf | Quf | Sef | Sab | Dom |
|---|---|---|---|---|---|---|---|---|

## Área de dor

### Energia
☆ ☆ ☆ ☆ ☆

### Actividade
☆ ☆ ☆ ☆ ☆

### Dormir
☆ ☆ ☆ ☆ ☆

| Início | Fim |
|---|---|
| | |

| Duração | |
|---|---|

| Local do corpo |
|---|
| |

| Frente | Verso |
|---|---|
| Esquerda | Direita |

### Severidade

| 1 | 2 | 3 | 4 | 5 | 6 | 7 | 8 | 9 | 10 |
|---|---|---|---|---|---|---|---|---|---|

| Início | Fim |
|---|---|
| | |

| Duração | |
|---|---|

| Local do corpo |
|---|
| |

| Frente | Verso |
|---|---|
| Esquerda | Direita |

### Severidade

| 1 | 2 | 3 | 4 | 5 | 6 | 7 | 8 | 9 | 10 |
|---|---|---|---|---|---|---|---|---|---|

| Início | Fim |
|---|---|
| | |

| Duração | |
|---|---|

| Local do corpo |
|---|
| |

| Frente | Verso |
|---|---|
| Esquerda | Direita |

### Severidade

| 1 | 2 | 3 | 4 | 5 | 6 | 7 | 8 | 9 | 10 |
|---|---|---|---|---|---|---|---|---|---|

| Outros Sintomas | Gatilhos | Medidas de alívio |
|---|---|---|
| | | |
| | | |
| | | |
| | | |

## Comentários

# Livro de registo da dor

| Data :- | | Sef | Tef | Quf | Quf | Sef | Sab | Dom |
|---|---|---|---|---|---|---|---|---|

## Área de dor

| Início | Fim |
|---|---|
| | |

| Duração | |
|---|---|
| | |

| Local do corpo | |
|---|---|
| Frente | Verso |
| Esquerda | Direita |

### Severidade

| 1 | 2 | 3 | 4 | 5 | 6 | 7 | 8 | 9 | 10 |
|---|---|---|---|---|---|---|---|---|---|

| Início | Fim |
|---|---|
| | |

| Duração | |
|---|---|
| | |

| Local do corpo | |
|---|---|
| Frente | Verso |
| Esquerda | Direita |

### Severidade

| 1 | 2 | 3 | 4 | 5 | 6 | 7 | 8 | 9 | 10 |
|---|---|---|---|---|---|---|---|---|---|

| Início | Fim |
|---|---|
| | |

| Duração | |
|---|---|
| | |

| Local do corpo | |
|---|---|
| Frente | Verso |
| Esquerda | Direita |

### Severidade

| 1 | 2 | 3 | 4 | 5 | 6 | 7 | 8 | 9 | 10 |
|---|---|---|---|---|---|---|---|---|---|

## Energia

☆ ☆ ☆ ☆ ☆

## Actividade

☆ ☆ ☆ ☆ ☆

## Dormir

☆ ☆ ☆ ☆ ☆

| Outros Sintomas | Gatilhos | Medidas de alívio |
|---|---|---|
| | | |
| | | |
| | | |
| | | |

## Comentários

| |
|---|
| |
| |

# Livro de registo da dor

| Data :- | | Sef | Tef | Quf | Quf | Sef | Sab | Dom |
|---|---|---|---|---|---|---|---|---|

## Área de dor

| Início | Fim |
|---|---|
| | |

| Duração |
|---|
| |

| Local do corpo |
|---|
| |

| Frente | Verso |
|---|---|
| Esquerda | Direita |

### Severidade

| 1 | 2 | 3 | 4 | 5 | 6 | 7 | 8 | 9 | 10 |
|---|---|---|---|---|---|---|---|---|---|

| Início | Fim |
|---|---|
| | |

| Duração |
|---|
| |

| Local do corpo |
|---|
| |

| Frente | Verso |
|---|---|
| Esquerda | Direita |

### Severidade

| 1 | 2 | 3 | 4 | 5 | 6 | 7 | 8 | 9 | 10 |
|---|---|---|---|---|---|---|---|---|---|

| Início | Fim |
|---|---|
| | |

| Duração |
|---|
| |

| Local do corpo |
|---|
| |

| Frente | Verso |
|---|---|
| Esquerda | Direita |

### Severidade

| 1 | 2 | 3 | 4 | 5 | 6 | 7 | 8 | 9 | 10 |
|---|---|---|---|---|---|---|---|---|---|

## Energia
☆ ☆ ☆ ☆ ☆

## Actividade
☆ ☆ ☆ ☆ ☆

## Dormir
☆ ☆ ☆ ☆ ☆

| Outros Sintomas | Gatilhos | Medidas de alívio |
|---|---|---|
| | | |
| | | |
| | | |
| | | |

## Comentários

# Livro de registo da dor

| Data :- | | Sef | Tef | Quf | Quf | Sef | Sab | Dom |
|---|---|---|---|---|---|---|---|---|

## Área de dor

| Início | Fim | | Local do corpo | |
|---|---|---|---|---|
| | | | | |
| Duração | | | Frente | Verso |
| | | | Esquerda | Direita |

### Severidade

| 1 | 2 | 3 | 4 | 5 | 6 | 7 | 8 | 9 | 10 |
|---|---|---|---|---|---|---|---|---|---|

| Início | Fim | | Local do corpo | |
|---|---|---|---|---|
| | | | | |
| Duração | | | Frente | Verso |
| | | | Esquerda | Direita |

### Severidade

| 1 | 2 | 3 | 4 | 5 | 6 | 7 | 8 | 9 | 10 |
|---|---|---|---|---|---|---|---|---|---|

| Início | Fim | | Local do corpo | |
|---|---|---|---|---|
| | | | | |
| Duração | | | Frente | Verso |
| | | | Esquerda | Direita |

### Severidade

| 1 | 2 | 3 | 4 | 5 | 6 | 7 | 8 | 9 | 10 |
|---|---|---|---|---|---|---|---|---|---|

## Energia

☆ ☆ ☆ ☆ ☆

## Actividade

☆ ☆ ☆ ☆ ☆

## Dormir

☆ ☆ ☆ ☆ ☆

| Outros Sintomas | Gatilhos | Medidas de alívio |
|---|---|---|
| | | |
| | | |
| | | |

## Comentários

# Livro de registo da dor

| Data :- | | Sef | Tef | Quf | Quf | Sef | Sab | Dom |
|---|---|---|---|---|---|---|---|---|

## Área de dor

| Início | Fim |
|---|---|
| | |

| Duração |
|---|
| |

### Local do corpo

| |
|---|

| Frente | Verso |
|---|---|
| Esquerda | Direita |

### Severidade

| 1 | 2 | 3 | 4 | 5 | 6 | 7 | 8 | 9 | 10 |
|---|---|---|---|---|---|---|---|---|---|

| Início | Fim |
|---|---|
| | |

| Duração |
|---|
| |

### Local do corpo

| |
|---|

| Frente | Verso |
|---|---|
| Esquerda | Direita |

### Severidade

| 1 | 2 | 3 | 4 | 5 | 6 | 7 | 8 | 9 | 10 |
|---|---|---|---|---|---|---|---|---|---|

| Início | Fim |
|---|---|
| | |

| Duração |
|---|
| |

### Local do corpo

| |
|---|

| Frente | Verso |
|---|---|
| Esquerda | Direita |

### Severidade

| 1 | 2 | 3 | 4 | 5 | 6 | 7 | 8 | 9 | 10 |
|---|---|---|---|---|---|---|---|---|---|

## Energia

☆ ☆ ☆ ☆ ☆

## Actividade

☆ ☆ ☆ ☆ ☆

## Dormir

☆ ☆ ☆ ☆ ☆

| Outros Sintomas | Gatilhos | Medidas de alívio |
|---|---|---|
| | | |
| | | |
| | | |
| | | |

## Comentários

| |
|---|
| |
| |

# Livro de registo da dor

| Data :- | | Sef | Tef | Quf | Quf | Sef | Sab | Dom |
|---|---|---|---|---|---|---|---|---|

## Área de dor

### Energia

☆ ☆ ☆ ☆ ☆

### Actividade

☆ ☆ ☆ ☆ ☆

### Dormir

☆ ☆ ☆ ☆ ☆

| Início | Fim |
|---|---|
| | |

| Duração | |
|---|---|

| Local do corpo | |
|---|---|
| | |
| Frente | Verso |
| Esquerda | Direita |

### Severidade

| 1 | 2 | 3 | 4 | 5 | 6 | 7 | 8 | 9 | 10 |
|---|---|---|---|---|---|---|---|---|---|

| Início | Fim |
|---|---|
| | |

| Duração | |
|---|---|

| Local do corpo | |
|---|---|
| | |
| Frente | Verso |
| Esquerda | Direita |

### Severidade

| 1 | 2 | 3 | 4 | 5 | 6 | 7 | 8 | 9 | 10 |
|---|---|---|---|---|---|---|---|---|---|

| Início | Fim |
|---|---|
| | |

| Duração | |
|---|---|

| Local do corpo | |
|---|---|
| | |
| Frente | Verso |
| Esquerda | Direita |

### Severidade

| 1 | 2 | 3 | 4 | 5 | 6 | 7 | 8 | 9 | 10 |
|---|---|---|---|---|---|---|---|---|---|

| Outros Sintomas | Gatilhos | Medidas de alívio |
|---|---|---|
| | | |
| | | |
| | | |
| | | |

### Comentários

# Livro de registo da dor

| Data :- | | Sef | Tef | Quf | Quf | Sef | Sab | Dom |
|---|---|---|---|---|---|---|---|---|

## Área de dor

### Energia
☆ ☆ ☆ ☆ ☆

### Actividade
☆ ☆ ☆ ☆ ☆

### Dormir
☆ ☆ ☆ ☆ ☆

---

| Início | Fim | Local do corpo | |
|---|---|---|---|
| Duração | | Frente | Verso |
| | | Esquerda | Direita |

### Severidade

| 1 | 2 | 3 | 4 | 5 | 6 | 7 | 8 | 9 | 10 |
|---|---|---|---|---|---|---|---|---|---|

| Início | Fim | Local do corpo | |
|---|---|---|---|
| Duração | | Frente | Verso |
| | | Esquerda | Direita |

### Severidade

| 1 | 2 | 3 | 4 | 5 | 6 | 7 | 8 | 9 | 10 |
|---|---|---|---|---|---|---|---|---|---|

| Início | Fim | Local do corpo | |
|---|---|---|---|
| Duração | | Frente | Verso |
| | | Esquerda | Direita |

### Severidade

| 1 | 2 | 3 | 4 | 5 | 6 | 7 | 8 | 9 | 10 |
|---|---|---|---|---|---|---|---|---|---|

---

| Outros Sintomas | Gatilhos | Medidas de alívio |
|---|---|---|
| | | |
| | | |
| | | |
| | | |

## Comentários

# Livro de registo da dor

| Data :- | | Sef | Tef | Quf | Quf | Sef | Sab | Dom |
|---|---|---|---|---|---|---|---|---|

## Área de dor

## Energia

☆ ☆ ☆ ☆ ☆

### Actividade

☆ ☆ ☆ ☆ ☆

### Dormir

☆ ☆ ☆ ☆ ☆

| Início | Fim |
|---|---|
| | |

| Duração | |
|---|---|
| | |

| Local do corpo | |
|---|---|
| | |
| Frente | Verso |
| Esquerda | Direita |

### Severidade

| 1 | 2 | 3 | 4 | 5 | 6 | 7 | 8 | 9 | 10 |
|---|---|---|---|---|---|---|---|---|---|

| Início | Fim |
|---|---|
| | |

| Duração | |
|---|---|
| | |

| Local do corpo | |
|---|---|
| | |
| Frente | Verso |
| Esquerda | Direita |

### Severidade

| 1 | 2 | 3 | 4 | 5 | 6 | 7 | 8 | 9 | 10 |
|---|---|---|---|---|---|---|---|---|---|

| Início | Fim |
|---|---|
| | |

| Duração | |
|---|---|
| | |

| Local do corpo | |
|---|---|
| | |
| Frente | Verso |
| Esquerda | Direita |

### Severidade

| 1 | 2 | 3 | 4 | 5 | 6 | 7 | 8 | 9 | 10 |
|---|---|---|---|---|---|---|---|---|---|

| Outros Sintomas | Gatilhos | Medidas de alívio |
|---|---|---|
| | | |
| | | |
| | | |
| | | |

## Comentários

| |
|---|
| |
| |

# Livro de registo da dor

| Data :- | | Sef | Tef | Quf | Quf | Sef | Sab | Dom |
|---|---|---|---|---|---|---|---|---|

## Área de dor

| Início | Fim | Local do corpo | |
|---|---|---|---|
| | | | |
| Duração | | Frente | Verso |
| | | Esquerda | Direita |

### Severidade

| 1 | 2 | 3 | 4 | 5 | 6 | 7 | 8 | 9 | 10 |
|---|---|---|---|---|---|---|---|---|---|

| Início | Fim | Local do corpo | |
|---|---|---|---|
| | | | |
| Duração | | Frente | Verso |
| | | Esquerda | Direita |

### Severidade

| 1 | 2 | 3 | 4 | 5 | 6 | 7 | 8 | 9 | 10 |
|---|---|---|---|---|---|---|---|---|---|

| Início | Fim | Local do corpo | |
|---|---|---|---|
| | | | |
| Duração | | Frente | Verso |
| | | Esquerda | Direita |

### Severidade

| 1 | 2 | 3 | 4 | 5 | 6 | 7 | 8 | 9 | 10 |
|---|---|---|---|---|---|---|---|---|---|

## Energia

☆ ☆ ☆ ☆ ☆

## Actividade

☆ ☆ ☆ ☆ ☆

## Dormir

☆ ☆ ☆ ☆ ☆

| Outros Sintomas | Gatilhos | Medidas de alívio |
|---|---|---|
| | | |
| | | |
| | | |
| | | |

## Comentários

# Livro de registo da dor

| Data :- | Sef | Tef | Quf | Quf | Sef | Sab | Dom |
|---|---|---|---|---|---|---|---|
|  |  |  |  |  |  |  |  |

## Área de dor

| Início | Fim | Local do corpo | |
|---|---|---|---|
|  |  |  |  |
| Duração | | Frente | Verso |
|  |  | Esquerda | Direita |

### Severidade

| 1 | 2 | 3 | 4 | 5 | 6 | 7 | 8 | 9 | 10 |
|---|---|---|---|---|---|---|---|---|---|

| Início | Fim | Local do corpo | |
|---|---|---|---|
|  |  |  |  |
| Duração | | Frente | Verso |
|  |  | Esquerda | Direita |

### Severidade

| 1 | 2 | 3 | 4 | 5 | 6 | 7 | 8 | 9 | 10 |
|---|---|---|---|---|---|---|---|---|---|

| Início | Fim | Local do corpo | |
|---|---|---|---|
|  |  |  |  |
| Duração | | Frente | Verso |
|  |  | Esquerda | Direita |

### Severidade

| 1 | 2 | 3 | 4 | 5 | 6 | 7 | 8 | 9 | 10 |
|---|---|---|---|---|---|---|---|---|---|

## Energia

☆ ☆ ☆ ☆ ☆

## Actividade

☆ ☆ ☆ ☆ ☆

## Dormir

☆ ☆ ☆ ☆ ☆

| Outros Sintomas | Gatilhos | Medidas de alívio |
|---|---|---|
|  |  |  |
|  |  |  |
|  |  |  |

## Comentários

# Livro de registo da dor

| Data :- | | Sef | Tef | Quf | Quf | Sef | Sab | Dor |
|---|---|---|---|---|---|---|---|---|

## Área de dor

| Energia |
|---|
| ☆ ☆ ☆ ☆ ☆ |
| **Actividade** |
| ☆ ☆ ☆ ☆ ☆ |
| **Dormir** |
| ☆ ☆ ☆ ☆ ☆ |

| Início | Fim |
|---|---|
| | |

| Duração |
|---|
| |

| Local do corpo |
|---|
| |

| Frente | Verso |
|---|---|
| Esquerda | Direita |

### Severidade

| 1 | 2 | 3 | 4 | 5 | 6 | 7 | 8 | 9 | 10 |
|---|---|---|---|---|---|---|---|---|---|

| Início | Fim |
|---|---|
| | |

| Duração |
|---|
| |

| Local do corpo |
|---|
| |

| Frente | Verso |
|---|---|
| Esquerda | Direita |

### Severidade

| 1 | 2 | 3 | 4 | 5 | 6 | 7 | 8 | 9 | 10 |
|---|---|---|---|---|---|---|---|---|---|

| Início | Fim |
|---|---|
| | |

| Duração |
|---|
| |

| Local do corpo |
|---|
| |

| Frente | Verso |
|---|---|
| Esquerda | Direita |

### Severidade

| 1 | 2 | 3 | 4 | 5 | 6 | 7 | 8 | 9 | 10 |
|---|---|---|---|---|---|---|---|---|---|

| Outros Sintomas | Gatilhos | Medidas de alívio |
|---|---|---|
| | | |
| | | |
| | | |
| | | |

### Comentários

# Livro de registo da dor

| Data :- | | Sef | Tef | Quf | Quf | Sef | Sab | Dom |
|---|---|---|---|---|---|---|---|---|

## Área de dor

## Energia

☆ ☆ ☆ ☆ ☆

## Actividade

☆ ☆ ☆ ☆ ☆

## Dormir

☆ ☆ ☆ ☆ ☆

---

| Início | Fim |
|---|---|
| | |

| Duração | |
|---|---|
| | |

| Local do corpo | |
|---|---|
| | |
| Frente | Verso |
| Esquerda | Direita |

### Severidade

| 1 | 2 | 3 | 4 | 5 | 6 | 7 | 8 | 9 | 10 |
|---|---|---|---|---|---|---|---|---|---|

| Início | Fim |
|---|---|
| | |

| Duração | |
|---|---|
| | |

| Local do corpo | |
|---|---|
| | |
| Frente | Verso |
| Esquerda | Direita |

### Severidade

| 1 | 2 | 3 | 4 | 5 | 6 | 7 | 8 | 9 | 10 |
|---|---|---|---|---|---|---|---|---|---|

| Início | Fim |
|---|---|
| | |

| Duração | |
|---|---|
| | |

| Local do corpo | |
|---|---|
| | |
| Frente | Verso |
| Esquerda | Direita |

### Severidade

| 1 | 2 | 3 | 4 | 5 | 6 | 7 | 8 | 9 | 10 |
|---|---|---|---|---|---|---|---|---|---|

---

| Outros Sintomas | Gatilhos | Medidas de alívio |
|---|---|---|
| | | |
| | | |
| | | |
| | | |

## Comentários

# Livro de registo da dor

| Data :- | | Sef | Tef | Quf | Quf | Sef | Sab | Dom |
|---|---|---|---|---|---|---|---|---|

## Área de dor

### Energia
☆ ☆ ☆ ☆ ☆

### Actividade
☆ ☆ ☆ ☆ ☆

### Dormir
☆ ☆ ☆ ☆ ☆

| Início | Fim |
|---|---|
| | |

| Duração |
|---|
| |

| Local do corpo |
|---|

| Frente | Verso |
|---|---|
| Esquerda | Direita |

### Severidade

| 1 | 2 | 3 | 4 | 5 | 6 | 7 | 8 | 9 | 10 |
|---|---|---|---|---|---|---|---|---|---|

| Início | Fim |
|---|---|
| | |

| Duração |
|---|
| |

| Local do corpo |
|---|

| Frente | Verso |
|---|---|
| Esquerda | Direita |

### Severidade

| 1 | 2 | 3 | 4 | 5 | 6 | 7 | 8 | 9 | 10 |
|---|---|---|---|---|---|---|---|---|---|

| Início | Fim |
|---|---|
| | |

| Duração |
|---|
| |

| Local do corpo |
|---|

| Frente | Verso |
|---|---|
| Esquerda | Direita |

### Severidade

| 1 | 2 | 3 | 4 | 5 | 6 | 7 | 8 | 9 | 10 |
|---|---|---|---|---|---|---|---|---|---|

| Outros Sintomas | Gatilhos | Medidas de alívio |
|---|---|---|
| | | |
| | | |
| | | |
| | | |

## Comentários

# Livro de registo da dor

| Data :- | | Sef | Tef | Quf | Quf | Sef | Sab | Dom |
|---|---|---|---|---|---|---|---|---|

## Área de dor

| Início | Fim |
|---|---|
| | |

| Duração | |
|---|---|
| | |

| Local do corpo | |
|---|---|
| | |
| Frente | Verso |
| Esquerda | Direita |

### Severidade

| 1 | 2 | 3 | 4 | 5 | 6 | 7 | 8 | 9 | 10 |
|---|---|---|---|---|---|---|---|---|---|

| Início | Fim |
|---|---|
| | |

| Duração | |
|---|---|
| | |

| Local do corpo | |
|---|---|
| | |
| Frente | Verso |
| Esquerda | Direita |

### Severidade

| 1 | 2 | 3 | 4 | 5 | 6 | 7 | 8 | 9 | 10 |
|---|---|---|---|---|---|---|---|---|---|

| Início | Fim |
|---|---|
| | |

| Duração | |
|---|---|
| | |

| Local do corpo | |
|---|---|
| | |
| Frente | Verso |
| Esquerda | Direita |

### Severidade

| 1 | 2 | 3 | 4 | 5 | 6 | 7 | 8 | 9 | 10 |
|---|---|---|---|---|---|---|---|---|---|

### Energia

☆ ☆ ☆ ☆ ☆

### Actividade

☆ ☆ ☆ ☆ ☆

### Dormir

☆ ☆ ☆ ☆ ☆

| Outros Sintomas | Gatilhos | Medidas de alívio |
|---|---|---|
| | | |
| | | |
| | | |
| | | |

## Comentários

| |
|---|
| |
| |

# Livro de registo da dor

| Data :- | | Sef | Tef | Quf | Quf | Sef | Sab | Dom |
|---|---|---|---|---|---|---|---|---|

## Área de dor

| Início | Fim |
|---|---|
| | |

| Duração |
|---|
| |

| Local do corpo |
|---|
| |

| Frente | Verso |
|---|---|
| Esquerda | Direita |

### Severidade

| 1 | 2 | 3 | 4 | 5 | 6 | 7 | 8 | 9 | 10 |
|---|---|---|---|---|---|---|---|---|---|

| Início | Fim |
|---|---|
| | |

| Duração |
|---|
| |

| Local do corpo |
|---|
| |

| Frente | Verso |
|---|---|
| Esquerda | Direita |

### Severidade

| 1 | 2 | 3 | 4 | 5 | 6 | 7 | 8 | 9 | 10 |
|---|---|---|---|---|---|---|---|---|---|

| Início | Fim |
|---|---|
| | |

| Duração |
|---|
| |

| Local do corpo |
|---|
| |

| Frente | Verso |
|---|---|
| Esquerda | Direita |

### Severidade

| 1 | 2 | 3 | 4 | 5 | 6 | 7 | 8 | 9 | 10 |
|---|---|---|---|---|---|---|---|---|---|

## Energia

☆ ☆ ☆ ☆ ☆

## Actividade

☆ ☆ ☆ ☆ ☆

## Dormir

☆ ☆ ☆ ☆ ☆

| Outros Sintomas | Gatilhos | Medidas de alívio |
|---|---|---|
| | | |
| | | |
| | | |
| | | |

## Comentários

| |
|---|
| |
| |

# Livro de registo da dor

| Data :- | | Sef | Tef | Quf | Quf | Sef | Sab | Dom |
|---|---|---|---|---|---|---|---|---|

## Área de dor

### Energia
☆ ☆ ☆ ☆ ☆

### Actividade
☆ ☆ ☆ ☆ ☆

### Dormir
☆ ☆ ☆ ☆ ☆

| Início | Fim |
|---|---|
| | |

| Duração | |
|---|---|

| Local do corpo |
|---|
| |

| Frente | Verso |
|---|---|
| Esquerda | Direita |

### Severidade

| 1 | 2 | 3 | 4 | 5 | 6 | 7 | 8 | 9 | 10 |
|---|---|---|---|---|---|---|---|---|---|

| Início | Fim |
|---|---|
| | |

| Duração | |
|---|---|

| Local do corpo |
|---|
| |

| Frente | Verso |
|---|---|
| Esquerda | Direita |

### Severidade

| 1 | 2 | 3 | 4 | 5 | 6 | 7 | 8 | 9 | 10 |
|---|---|---|---|---|---|---|---|---|---|

| Início | Fim |
|---|---|
| | |

| Duração | |
|---|---|

| Local do corpo |
|---|
| |

| Frente | Verso |
|---|---|
| Esquerda | Direita |

### Severidade

| 1 | 2 | 3 | 4 | 5 | 6 | 7 | 8 | 9 | 10 |
|---|---|---|---|---|---|---|---|---|---|

| Outros Sintomas | Gatilhos | Medidas de alívio |
|---|---|---|
| | | |
| | | |
| | | |
| | | |

## Comentários

# Livro de registo da dor

| Data :- | Sef | Tef | Quf | Quf | Sef | Sab | Dor |
|---|---|---|---|---|---|---|---|

## Área de dor

| Início | Fim |
|---|---|
| | |

| Duração |
|---|
| |

| Local do corpo |
|---|
| |

| Frente | Verso |
|---|---|
| Esquerda | Direita |

### Severidade

| 1 | 2 | 3 | 4 | 5 | 6 | 7 | 8 | 9 | 10 |
|---|---|---|---|---|---|---|---|---|---|

| Início | Fim |
|---|---|
| | |

| Duração |
|---|
| |

| Local do corpo |
|---|
| |

| Frente | Verso |
|---|---|
| Esquerda | Direita |

### Severidade

| 1 | 2 | 3 | 4 | 5 | 6 | 7 | 8 | 9 | 10 |
|---|---|---|---|---|---|---|---|---|---|

| Início | Fim |
|---|---|
| | |

| Duração |
|---|
| |

| Local do corpo |
|---|
| |

| Frente | Verso |
|---|---|
| Esquerda | Direita |

### Severidade

| 1 | 2 | 3 | 4 | 5 | 6 | 7 | 8 | 9 | 10 |
|---|---|---|---|---|---|---|---|---|---|

## Energia

☆ ☆ ☆ ☆ ☆

## Actividade

☆ ☆ ☆ ☆ ☆

## Dormir

☆ ☆ ☆ ☆ ☆

| Outros Sintomas | Gatilhos | Medidas de alívio |
|---|---|---|
| | | |
| | | |
| | | |
| | | |

## Comentários

# Livro de registo da dor

| Data :- | | Sef | Tef | Quf | Quf | Sef | Sab | Dom |
|---|---|---|---|---|---|---|---|---|

## Área de dor

| Início | Fim |
|---|---|
| | |

| Duração | |
|---|---|
| | |

| Local do corpo | |
|---|---|
| | |
| Frente | Verso |
| Esquerda | Direita |

**Severidade**

| 1 | 2 | 3 | 4 | 5 | 6 | 7 | 8 | 9 | 10 |
|---|---|---|---|---|---|---|---|---|---|

| Início | Fim |
|---|---|
| | |

| Duração | |
|---|---|
| | |

| Local do corpo | |
|---|---|
| | |
| Frente | Verso |
| Esquerda | Direita |

**Severidade**

| 1 | 2 | 3 | 4 | 5 | 6 | 7 | 8 | 9 | 10 |
|---|---|---|---|---|---|---|---|---|---|

| Início | Fim |
|---|---|
| | |

| Duração | |
|---|---|
| | |

| Local do corpo | |
|---|---|
| | |
| Frente | Verso |
| Esquerda | Direita |

**Severidade**

| 1 | 2 | 3 | 4 | 5 | 6 | 7 | 8 | 9 | 10 |
|---|---|---|---|---|---|---|---|---|---|

### Energia

☆ ☆ ☆ ☆ ☆

### Actividade

☆ ☆ ☆ ☆ ☆

### Dormir

☆ ☆ ☆ ☆ ☆

| Outros Sintomas | Gatilhos | Medidas de alívio |
|---|---|---|
| | | |
| | | |
| | | |
| | | |

## Comentários

# Livro de registo da dor

| Data :- | | Sef | Tef | Quf | Quf | Sef | Sab | Dom |
|---|---|---|---|---|---|---|---|---|

## Área de dor

## Início | Fim

### Duração

## Local do corpo

| Frente | Verso |
|---|---|
| Esquerda | Direita |

### Severidade

| 1 | 2 | 3 | 4 | 5 | 6 | 7 | 8 | 9 | 10 |
|---|---|---|---|---|---|---|---|---|---|

## Início | Fim

### Duração

## Local do corpo

| Frente | Verso |
|---|---|
| Esquerda | Direita |

### Severidade

| 1 | 2 | 3 | 4 | 5 | 6 | 7 | 8 | 9 | 10 |
|---|---|---|---|---|---|---|---|---|---|

## Início | Fim

### Duração

## Local do corpo

| Frente | Verso |
|---|---|
| Esquerda | Direita |

### Severidade

| 1 | 2 | 3 | 4 | 5 | 6 | 7 | 8 | 9 | 10 |
|---|---|---|---|---|---|---|---|---|---|

## Energia

☆ ☆ ☆ ☆ ☆

## Actividade

☆ ☆ ☆ ☆ ☆

## Dormir

☆ ☆ ☆ ☆ ☆

| Outros Sintomas | Gatilhos | Medidas de alívio |
|---|---|---|
| | | |
| | | |
| | | |
| | | |

## Comentários

# Livro de registo da dor

| Data :- | | Sef | Tef | Quf | Quf | Sef | Sab | Dom |
|---|---|---|---|---|---|---|---|---|

## Área de dor

| Início | Fim |
|---|---|
| | |

| Duração | |
|---|---|
| | |

### Local do corpo

| | |
|---|---|

| Frente | Verso |
|---|---|
| Esquerda | Direita |

### Severidade

| 1 | 2 | 3 | 4 | 5 | 6 | 7 | 8 | 9 | 10 |
|---|---|---|---|---|---|---|---|---|---|

| Início | Fim |
|---|---|
| | |

| Duração | |
|---|---|
| | |

### Local do corpo

| | |
|---|---|

| Frente | Verso |
|---|---|
| Esquerda | Direita |

### Severidade

| 1 | 2 | 3 | 4 | 5 | 6 | 7 | 8 | 9 | 10 |
|---|---|---|---|---|---|---|---|---|---|

| Início | Fim |
|---|---|
| | |

| Duração | |
|---|---|
| | |

### Local do corpo

| | |
|---|---|

| Frente | Verso |
|---|---|
| Esquerda | Direita |

### Severidade

| 1 | 2 | 3 | 4 | 5 | 6 | 7 | 8 | 9 | 10 |
|---|---|---|---|---|---|---|---|---|---|

## Energia

☆ ☆ ☆ ☆ ☆

## Actividade

☆ ☆ ☆ ☆ ☆

## Dormir

☆ ☆ ☆ ☆ ☆

| Outros Sintomas | Gatilhos | Medidas de alívio |
|---|---|---|
| | | |
| | | |
| | | |
| | | |

## Comentários

| |
|---|
| |
| |
| |

# Livro de registo da dor

Data :- | Sef | Tef | Quf | Quf | Sef | Sab | Dom

## Área de dor

## Energia

☆ ☆ ☆ ☆ ☆

### Actividade

☆ ☆ ☆ ☆ ☆

### Dormir

☆ ☆ ☆ ☆ ☆

---

| Início | Fim |
| --- | --- |
| | |

| Duração |
| --- |
| |

| Local do corpo |
| --- |
| |

| Frente | Verso |
| --- | --- |
| Esquerda | Direita |

| Severidade | | | | | | | | | |
| --- | --- | --- | --- | --- | --- | --- | --- | --- | --- |
| 1 | 2 | 3 | 4 | 5 | 6 | 7 | 8 | 9 | 10 |

---

| Início | Fim |
| --- | --- |
| | |

| Duração |
| --- |
| |

| Local do corpo |
| --- |
| |

| Frente | Verso |
| --- | --- |
| Esquerda | Direita |

| Severidade | | | | | | | | | |
| --- | --- | --- | --- | --- | --- | --- | --- | --- | --- |
| 1 | 2 | 3 | 4 | 5 | 6 | 7 | 8 | 9 | 10 |

---

| Início | Fim |
| --- | --- |
| | |

| Duração |
| --- |
| |

| Local do corpo |
| --- |
| |

| Frente | Verso |
| --- | --- |
| Esquerda | Direita |

| Severidade | | | | | | | | | |
| --- | --- | --- | --- | --- | --- | --- | --- | --- | --- |
| 1 | 2 | 3 | 4 | 5 | 6 | 7 | 8 | 9 | 10 |

---

| Outros Sintomas | Gatilhos | Medidas de alívio |
| --- | --- | --- |
| | | |
| | | |
| | | |
| | | |

| Comentários |
| --- |
| |
| |

# Livro de registo da dor

Data :-

| Sef | Tef | Quf | Quf | Sef | Sab | Dom |
|-----|-----|-----|-----|-----|-----|-----|
|     |     |     |     |     |     |     |

## Área de dor

### Energia

☆ ☆ ☆ ☆ ☆

### Actividade

☆ ☆ ☆ ☆ ☆

### Dormir

☆ ☆ ☆ ☆ ☆

| Início | Fim |
|--------|-----|
|        |     |

| Duração |
|---------|
|         |

| Local do corpo |
|----------------|
|                |

| Frente | Verso |
|--------|-------|
| Esquerda | Direita |

### Severidade

| 1 | 2 | 3 | 4 | 5 | 6 | 7 | 8 | 9 | 10 |
|---|---|---|---|---|---|---|---|---|----|

| Início | Fim |
|--------|-----|
|        |     |

| Duração |
|---------|
|         |

| Local do corpo |
|----------------|
|                |

| Frente | Verso |
|--------|-------|
| Esquerda | Direita |

### Severidade

| 1 | 2 | 3 | 4 | 5 | 6 | 7 | 8 | 9 | 10 |
|---|---|---|---|---|---|---|---|---|----|

| Início | Fim |
|--------|-----|
|        |     |

| Duração |
|---------|
|         |

| Local do corpo |
|----------------|
|                |

| Frente | Verso |
|--------|-------|
| Esquerda | Direita |

### Severidade

| 1 | 2 | 3 | 4 | 5 | 6 | 7 | 8 | 9 | 10 |
|---|---|---|---|---|---|---|---|---|----|

| Outros Sintomas | Gatilhos | Medidas de alívio |
|-----------------|----------|-------------------|
|                 |          |                   |
|                 |          |                   |
|                 |          |                   |
|                 |          |                   |

## Comentários

# Livro de registo da dor

| Data :- | | Sef | Tef | Quf | Quf | Sef | Sab | Dor |
|---|---|---|---|---|---|---|---|---|

## Área de dor

### Energia
☆ ☆ ☆ ☆ ☆

### Actividade
☆ ☆ ☆ ☆ ☆

### Dormir
☆ ☆ ☆ ☆ ☆

| Início | Fim |
|---|---|
| | |

| Duração | |
|---|---|
| | |

| Local do corpo | |
|---|---|
| Frente | Verso |
| Esquerda | Direita |

### Severidade

| 1 | 2 | 3 | 4 | 5 | 6 | 7 | 8 | 9 | 10 |
|---|---|---|---|---|---|---|---|---|---|

| Início | Fim |
|---|---|
| | |

| Duração | |
|---|---|
| | |

| Local do corpo | |
|---|---|
| Frente | Verso |
| Esquerda | Direita |

### Severidade

| 1 | 2 | 3 | 4 | 5 | 6 | 7 | 8 | 9 | 10 |
|---|---|---|---|---|---|---|---|---|---|

| Início | Fim |
|---|---|
| | |

| Duração | |
|---|---|
| | |

| Local do corpo | |
|---|---|
| Frente | Verso |
| Esquerda | Direita |

### Severidade

| 1 | 2 | 3 | 4 | 5 | 6 | 7 | 8 | 9 | 10 |
|---|---|---|---|---|---|---|---|---|---|

| Outros Sintomas | Gatilhos | Medidas de alívio |
|---|---|---|
| | | |
| | | |
| | | |
| | | |

## Comentários

# Livro de registo da dor

| Data :- | | Sef | Tef | Quf | Quf | Sef | Sab | Dom |
|---|---|---|---|---|---|---|---|---|

## Área de dor

| Início | Fim |
|---|---|
| | |

| Duração | | |
|---|---|---|

| Local do corpo | |
|---|---|
| | |
| Frente | Verso |
| Esquerda | Direita |

| Severidade | | | | | | | | | |
|---|---|---|---|---|---|---|---|---|---|
| 1 | 2 | 3 | 4 | 5 | 6 | 7 | 8 | 9 | 10 |

| Início | Fim |
|---|---|
| | |

| Duração | | |
|---|---|---|

| Local do corpo | |
|---|---|
| | |
| Frente | Verso |
| Esquerda | Direita |

| Severidade | | | | | | | | | |
|---|---|---|---|---|---|---|---|---|---|
| 1 | 2 | 3 | 4 | 5 | 6 | 7 | 8 | 9 | 10 |

| Início | Fim |
|---|---|
| | |

| Duração | | |
|---|---|---|

| Local do corpo | |
|---|---|
| | |
| Frente | Verso |
| Esquerda | Direita |

| Severidade | | | | | | | | | |
|---|---|---|---|---|---|---|---|---|---|
| 1 | 2 | 3 | 4 | 5 | 6 | 7 | 8 | 9 | 10 |

## Energia

☆ ☆ ☆ ☆ ☆

## Actividade

☆ ☆ ☆ ☆ ☆

## Dormir

☆ ☆ ☆ ☆ ☆

| Outros Sintomas | Gatilhos | Medidas de alívio |
|---|---|---|
| | | |
| | | |
| | | |
| | | |

## Comentários

# Livro de registo da dor

| Data :- | | Sef | Tef | Quf | Quf | Sef | Sab | Dom |
|---|---|---|---|---|---|---|---|---|

## Área de dor

| Início | Fim |
|---|---|
| | |

| Duração |
|---|
| |

| Local do corpo |
|---|
| |

| Frente | Verso |
|---|---|
| Esquerda | Direita |

### Severidade

| 1 | 2 | 3 | 4 | 5 | 6 | 7 | 8 | 9 | 10 |
|---|---|---|---|---|---|---|---|---|---|

| Início | Fim |
|---|---|
| | |

| Duração |
|---|
| |

| Local do corpo |
|---|
| |

| Frente | Verso |
|---|---|
| Esquerda | Direita |

### Severidade

| 1 | 2 | 3 | 4 | 5 | 6 | 7 | 8 | 9 | 10 |
|---|---|---|---|---|---|---|---|---|---|

| Início | Fim |
|---|---|
| | |

| Duração |
|---|
| |

| Local do corpo |
|---|
| |

| Frente | Verso |
|---|---|
| Esquerda | Direita |

### Severidade

| 1 | 2 | 3 | 4 | 5 | 6 | 7 | 8 | 9 | 10 |
|---|---|---|---|---|---|---|---|---|---|

### Energia

☆ ☆ ☆ ☆ ☆

### Actividade

☆ ☆ ☆ ☆ ☆

### Dormir

☆ ☆ ☆ ☆ ☆

| Outros Sintomas | Gatilhos | Medidas de alívio |
|---|---|---|
| | | |
| | | |
| | | |
| | | |

### Comentários

# Livro de registo da dor

| Data :- | | Sef | Tef | Quf | Quf | Sef | Sab | Dom |
|---|---|---|---|---|---|---|---|---|

## Área de dor

| Início | Fim |
|---|---|
| | |
| Duração | |
| | |

| Local do corpo | |
|---|---|
| | |
| Frente | Verso |
| Esquerda | Direita |

### Severidade

| 1 | 2 | 3 | 4 | 5 | 6 | 7 | 8 | 9 | 10 |
|---|---|---|---|---|---|---|---|---|---|

| Início | Fim |
|---|---|
| | |
| Duração | |
| | |

| Local do corpo | |
|---|---|
| | |
| Frente | Verso |
| Esquerda | Direita |

### Severidade

| 1 | 2 | 3 | 4 | 5 | 6 | 7 | 8 | 9 | 10 |
|---|---|---|---|---|---|---|---|---|---|

| Início | Fim |
|---|---|
| | |
| Duração | |
| | |

| Local do corpo | |
|---|---|
| | |
| Frente | Verso |
| Esquerda | Direita |

### Severidade

| 1 | 2 | 3 | 4 | 5 | 6 | 7 | 8 | 9 | 10 |
|---|---|---|---|---|---|---|---|---|---|

### Energia

☆ ☆ ☆ ☆ ☆

### Actividade

☆ ☆ ☆ ☆ ☆

### Dormir

☆ ☆ ☆ ☆ ☆

| Outros Sintomas | Gatilhos | Medidas de alívio |
|---|---|---|
| | | |
| | | |
| | | |
| | | |

### Comentários

| |
|---|
| |
| |

# Livro de registo da dor

| Data :- | | Sef | Tef | Quf | Quf | Sef | Sab | Dom |
|---|---|---|---|---|---|---|---|---|

## Área de dor

| Início | Fim |
|---|---|
| | |

| Duração |
|---|
| |

| Local do corpo |
|---|
| |

| Frente | Verso |
|---|---|
| Esquerda | Direita |

### Severidade

| 1 | 2 | 3 | 4 | 5 | 6 | 7 | 8 | 9 | 10 |
|---|---|---|---|---|---|---|---|---|---|

| Início | Fim |
|---|---|
| | |

| Duração |
|---|
| |

| Local do corpo |
|---|
| |

| Frente | Verso |
|---|---|
| Esquerda | Direita |

### Severidade

| 1 | 2 | 3 | 4 | 5 | 6 | 7 | 8 | 9 | 10 |
|---|---|---|---|---|---|---|---|---|---|

| Início | Fim |
|---|---|
| | |

| Duração |
|---|
| |

| Local do corpo |
|---|
| |

| Frente | Verso |
|---|---|
| Esquerda | Direita |

### Severidade

| 1 | 2 | 3 | 4 | 5 | 6 | 7 | 8 | 9 | 10 |
|---|---|---|---|---|---|---|---|---|---|

### Energia

☆ ☆ ☆ ☆ ☆

### Actividade

☆ ☆ ☆ ☆ ☆

### Dormir

☆ ☆ ☆ ☆ ☆

| Outros Sintomas | Gatilhos | Medidas de alívio |
|---|---|---|
| | | |
| | | |
| | | |
| | | |

## Comentários

| |
|---|
| |
| |

# Livro de registo da dor

| Data :- | | Sef | Tef | Quf | Quf | Sef | Sab | Dom |
|---|---|---|---|---|---|---|---|---|

## Área de dor

| Início | Fim | | Local do corpo | |
|---|---|---|---|---|
| | | | | |
| Duração | | | Frente | Verso |
| | | | Esquerda | Direita |

### Severidade

| 1 | 2 | 3 | 4 | 5 | 6 | 7 | 8 | 9 | 10 |
|---|---|---|---|---|---|---|---|---|---|

| Início | Fim | | Local do corpo | |
|---|---|---|---|---|
| | | | | |
| Duração | | | Frente | Verso |
| | | | Esquerda | Direita |

### Severidade

| 1 | 2 | 3 | 4 | 5 | 6 | 7 | 8 | 9 | 10 |
|---|---|---|---|---|---|---|---|---|---|

| Início | Fim | | Local do corpo | |
|---|---|---|---|---|
| | | | | |
| Duração | | | Frente | Verso |
| | | | Esquerda | Direita |

### Severidade

| 1 | 2 | 3 | 4 | 5 | 6 | 7 | 8 | 9 | 10 |
|---|---|---|---|---|---|---|---|---|---|

### Energia

☆ ☆ ☆ ☆ ☆

### Actividade

☆ ☆ ☆ ☆ ☆

### Dormir

☆ ☆ ☆ ☆ ☆

| Outros Sintomas | Gatilhos | Medidas de alívio |
|---|---|---|
| | | |
| | | |
| | | |
| | | |

## Comentários

# Livro de registo da dor

| Data :- | | Sef | Tef | Quf | Quf | Sef | Sab | Dor |
|---|---|---|---|---|---|---|---|---|

## Área de dor

| Início | Fim |
|---|---|
| | |

| Duração |
|---|
| |

| Local do corpo |
|---|
| |

| Frente | Verso |
|---|---|
| Esquerda | Direita |

### Severidade

| 1 | 2 | 3 | 4 | 5 | 6 | 7 | 8 | 9 | 10 |
|---|---|---|---|---|---|---|---|---|---|

| Início | Fim |
|---|---|
| | |

| Duração |
|---|
| |

| Local do corpo |
|---|
| |

| Frente | Verso |
|---|---|
| Esquerda | Direita |

### Severidade

| 1 | 2 | 3 | 4 | 5 | 6 | 7 | 8 | 9 | 10 |
|---|---|---|---|---|---|---|---|---|---|

| Início | Fim |
|---|---|
| | |

| Duração |
|---|
| |

| Local do corpo |
|---|
| |

| Frente | Verso |
|---|---|
| Esquerda | Direita |

### Severidade

| 1 | 2 | 3 | 4 | 5 | 6 | 7 | 8 | 9 | 10 |
|---|---|---|---|---|---|---|---|---|---|

### Energia

☆ ☆ ☆ ☆ ☆

### Actividade

☆ ☆ ☆ ☆ ☆

### Dormir

☆ ☆ ☆ ☆ ☆

| Outros Sintomas | Gatilhos | Medidas de alívio |
|---|---|---|
| | | |
| | | |
| | | |
| | | |

### Comentários

# Livro de registo da dor

| Data :- | | Sef | Tef | Quf | Quf | Sef | Sab | Dom |
|---|---|---|---|---|---|---|---|---|

## Área de dor

| Início | Fim |
|---|---|
| | |

| Duração | |
|---|---|
| | |

| Local do corpo | |
|---|---|
| | |

| Frente | Verso |
|---|---|
| Esquerda | Direita |

### Severidade

| 1 | 2 | 3 | 4 | 5 | 6 | 7 | 8 | 9 | 10 |
|---|---|---|---|---|---|---|---|---|---|

| Início | Fim |
|---|---|
| | |

| Duração | |
|---|---|
| | |

| Local do corpo | |
|---|---|
| | |

| Frente | Verso |
|---|---|
| Esquerda | Direita |

### Severidade

| 1 | 2 | 3 | 4 | 5 | 6 | 7 | 8 | 9 | 10 |
|---|---|---|---|---|---|---|---|---|---|

| Início | Fim |
|---|---|
| | |

| Duração | |
|---|---|
| | |

| Local do corpo | |
|---|---|
| | |

| Frente | Verso |
|---|---|
| Esquerda | Direita |

### Severidade

| 1 | 2 | 3 | 4 | 5 | 6 | 7 | 8 | 9 | 10 |
|---|---|---|---|---|---|---|---|---|---|

## Energia

☆ ☆ ☆ ☆ ☆

## Actividade

☆ ☆ ☆ ☆ ☆

## Dormir

☆ ☆ ☆ ☆ ☆

| Outros Sintomas | Gatilhos | Medidas de alívio |
|---|---|---|
| | | |
| | | |
| | | |
| | | |

## Comentários

# Livro de registo da dor

| Data :- | | Sef | Tef | Quf | Quf | Sef | Sab | Dom |
|---|---|---|---|---|---|---|---|---|

## Área de dor

| Início | Fim | | Local do corpo | |
|---|---|---|---|---|
| | | | | |
| Duração | | | Frente | Verso |
| | | | Esquerda | Direita |

### Severidade

| 1 | 2 | 3 | 4 | 5 | 6 | 7 | 8 | 9 | 10 |
|---|---|---|---|---|---|---|---|---|---|

| Início | Fim | | Local do corpo | |
|---|---|---|---|---|
| | | | | |
| Duração | | | Frente | Verso |
| | | | Esquerda | Direita |

### Severidade

| 1 | 2 | 3 | 4 | 5 | 6 | 7 | 8 | 9 | 10 |
|---|---|---|---|---|---|---|---|---|---|

| Início | Fim | | Local do corpo | |
|---|---|---|---|---|
| | | | | |
| Duração | | | Frente | Verso |
| | | | Esquerda | Direita |

### Severidade

| 1 | 2 | 3 | 4 | 5 | 6 | 7 | 8 | 9 | 10 |
|---|---|---|---|---|---|---|---|---|---|

## Energia

☆ ☆ ☆ ☆ ☆

## Actividade

☆ ☆ ☆ ☆ ☆

## Dormir

☆ ☆ ☆ ☆ ☆

| Outros Sintomas | Gatilhos | Medidas de alívio |
|---|---|---|
| | | |
| | | |
| | | |
| | | |

## Comentários

# Livro de registo da dor

| Data :- | Sef | Tef | Quf | Quf | Sef | Sab | Dom |
|---|---|---|---|---|---|---|---|

## Área de dor

| Início | Fim |
|---|---|
| | |

| Duração |
|---|
| |

| Local do corpo |  |
|---|---|
| | |
| Frente | Verso |
| Esquerda | Direita |

### Severidade

| 1 | 2 | 3 | 4 | 5 | 6 | 7 | 8 | 9 | 10 |
|---|---|---|---|---|---|---|---|---|---|

| Início | Fim |
|---|---|
| | |

| Duração |
|---|
| |

| Local do corpo |  |
|---|---|
| | |
| Frente | Verso |
| Esquerda | Direita |

### Severidade

| 1 | 2 | 3 | 4 | 5 | 6 | 7 | 8 | 9 | 10 |
|---|---|---|---|---|---|---|---|---|---|

| Início | Fim |
|---|---|
| | |

| Duração |
|---|
| |

| Local do corpo |  |
|---|---|
| | |
| Frente | Verso |
| Esquerda | Direita |

### Severidade

| 1 | 2 | 3 | 4 | 5 | 6 | 7 | 8 | 9 | 10 |
|---|---|---|---|---|---|---|---|---|---|

### Energia

☆ ☆ ☆ ☆ ☆

### Actividade

☆ ☆ ☆ ☆ ☆

### Dormir

☆ ☆ ☆ ☆ ☆

| Outros Sintomas | Gatilhos | Medidas de alívio |
|---|---|---|
| | | |
| | | |
| | | |
| | | |

## Comentários

| |
|---|
| |
| |

# Livro de registo da dor

| Data :- | | Sef | Tef | Quf | Quf | Sef | Sab | Dom |
|---|---|---|---|---|---|---|---|---|

## Área de dor

## Energia
☆ ☆ ☆ ☆ ☆

## Actividade
☆ ☆ ☆ ☆ ☆

## Dormir
☆ ☆ ☆ ☆ ☆

| Início | Fim |
|---|---|
| Duração | |

| Local do corpo | |
|---|---|
| Frente | Verso |
| Esquerda | Direita |

### Severidade

| 1 | 2 | 3 | 4 | 5 | 6 | 7 | 8 | 9 | 10 |
|---|---|---|---|---|---|---|---|---|---|

| Início | Fim |
|---|---|
| Duração | |

| Local do corpo | |
|---|---|
| Frente | Verso |
| Esquerda | Direita |

### Severidade

| 1 | 2 | 3 | 4 | 5 | 6 | 7 | 8 | 9 | 10 |
|---|---|---|---|---|---|---|---|---|---|

| Início | Fim |
|---|---|
| Duração | |

| Local do corpo | |
|---|---|
| Frente | Verso |
| Esquerda | Direita |

### Severidade

| 1 | 2 | 3 | 4 | 5 | 6 | 7 | 8 | 9 | 10 |
|---|---|---|---|---|---|---|---|---|---|

| Outros Sintomas | Gatilhos | Medidas de alívio |
|---|---|---|
| | | |
| | | |
| | | |
| | | |

## Comentários

# Livro de registo da dor

| Data :- | Sef | Tef | Quf | Quf | Sef | Sab | Dom |
|---------|-----|-----|-----|-----|-----|-----|-----|

## Área de dor

### Energia

☆ ☆ ☆ ☆ ☆

### Actividade

☆ ☆ ☆ ☆ ☆

### Dormir

☆ ☆ ☆ ☆ ☆

| Início | Fim |
|--------|-----|
| | |

| Duração |
|---------|
| |

| Local do corpo |
|----------------|
| |

| Frente | Verso |
|--------|-------|
| Esquerda | Direita |

### Severidade

| 1 | 2 | 3 | 4 | 5 | 6 | 7 | 8 | 9 | 10 |
|---|---|---|---|---|---|---|---|---|----|

| Início | Fim |
|--------|-----|
| | |

| Duração |
|---------|
| |

| Local do corpo |
|----------------|
| |

| Frente | Verso |
|--------|-------|
| Esquerda | Direita |

### Severidade

| 1 | 2 | 3 | 4 | 5 | 6 | 7 | 8 | 9 | 10 |
|---|---|---|---|---|---|---|---|---|----|

| Início | Fim |
|--------|-----|
| | |

| Duração |
|---------|
| |

| Local do corpo |
|----------------|
| |

| Frente | Verso |
|--------|-------|
| Esquerda | Direita |

### Severidade

| 1 | 2 | 3 | 4 | 5 | 6 | 7 | 8 | 9 | 10 |
|---|---|---|---|---|---|---|---|---|----|

| Outros Sintomas | Gatilhos | Medidas de alívio |
|-----------------|----------|-------------------|
| | | |
| | | |
| | | |
| | | |

## Comentários

# Livro de registo da dor

| Data :- | | Sef | Tef | Quf | Quf | Sef | Sab | Do |
|---|---|---|---|---|---|---|---|---|

## Área de dor

| Início | Fim | | Local do corpo | |
|---|---|---|---|---|
| | | | | |
| Duração | | | Frente | Verso |
| | | | Esquerda | Direita |

### Severidade

| 1 | 2 | 3 | 4 | 5 | 6 | 7 | 8 | 9 | 10 |
|---|---|---|---|---|---|---|---|---|---|

| Início | Fim | | Local do corpo | |
|---|---|---|---|---|
| | | | | |
| Duração | | | Frente | Verso |
| | | | Esquerda | Direita |

### Severidade

| 1 | 2 | 3 | 4 | 5 | 6 | 7 | 8 | 9 | 10 |
|---|---|---|---|---|---|---|---|---|---|

| Início | Fim | | Local do corpo | |
|---|---|---|---|---|
| | | | | |
| Duração | | | Frente | Verso |
| | | | Esquerda | Direita |

### Severidade

| 1 | 2 | 3 | 4 | 5 | 6 | 7 | 8 | 9 | 10 |
|---|---|---|---|---|---|---|---|---|---|

## Energia

☆ ☆ ☆ ☆ ☆

## Actividade

☆ ☆ ☆ ☆ ☆

## Dormir

☆ ☆ ☆ ☆ ☆

| Outros Sintomas | Gatilhos | Medidas de alívio |
|---|---|---|
| | | |
| | | |
| | | |
| | | |

## Comentários

# Livro de registo da dor

| Data :- | | Sef | Tef | Quf | Quf | Sef | Sab | Dom |
|---|---|---|---|---|---|---|---|---|

## Área de dor

### Energia
☆ ☆ ☆ ☆ ☆

### Actividade
☆ ☆ ☆ ☆ ☆

### Dormir
☆ ☆ ☆ ☆ ☆

| Início | Fim |
|---|---|
| | |

| Duração |
|---|
| |

| Local do corpo |
|---|
| |

| Frente | Verso |
|---|---|
| Esquerda | Direita |

### Severidade

| 1 | 2 | 3 | 4 | 5 | 6 | 7 | 8 | 9 | 10 |
|---|---|---|---|---|---|---|---|---|---|

| Início | Fim |
|---|---|
| | |

| Duração |
|---|
| |

| Local do corpo |
|---|
| |

| Frente | Verso |
|---|---|
| Esquerda | Direita |

### Severidade

| 1 | 2 | 3 | 4 | 5 | 6 | 7 | 8 | 9 | 10 |
|---|---|---|---|---|---|---|---|---|---|

| Início | Fim |
|---|---|
| | |

| Duração |
|---|
| |

| Local do corpo |
|---|
| |

| Frente | Verso |
|---|---|
| Esquerda | Direita |

### Severidade

| 1 | 2 | 3 | 4 | 5 | 6 | 7 | 8 | 9 | 10 |
|---|---|---|---|---|---|---|---|---|---|

| Outros Sintomas | Gatilhos | Medidas de alívio |
|---|---|---|
| | | |
| | | |
| | | |
| | | |

### Comentários

# Livro de registo da dor

| Data :- | | Sef | Tef | Quf | Quf | Sef | Sab | Dom |
|---|---|---|---|---|---|---|---|---|

## Área de dor

### Energia
☆ ☆ ☆ ☆ ☆

### Actividade
☆ ☆ ☆ ☆ ☆

### Dormir
☆ ☆ ☆ ☆ ☆

| Início | Fim |
|---|---|
| | |

| Duração |
|---|
| |

| Local do corpo |
|---|
| |

| Frente | Verso |
|---|---|
| Esquerda | Direita |

### Severidade

| 1 | 2 | 3 | 4 | 5 | 6 | 7 | 8 | 9 | 10 |
|---|---|---|---|---|---|---|---|---|---|

| Início | Fim |
|---|---|
| | |

| Duração |
|---|
| |

| Local do corpo |
|---|
| |

| Frente | Verso |
|---|---|
| Esquerda | Direita |

### Severidade

| 1 | 2 | 3 | 4 | 5 | 6 | 7 | 8 | 9 | 10 |
|---|---|---|---|---|---|---|---|---|---|

| Início | Fim |
|---|---|
| | |

| Duração |
|---|
| |

| Local do corpo |
|---|
| |

| Frente | Verso |
|---|---|
| Esquerda | Direita |

### Severidade

| 1 | 2 | 3 | 4 | 5 | 6 | 7 | 8 | 9 | 10 |
|---|---|---|---|---|---|---|---|---|---|

| Outros Sintomas | Gatilhos | Medidas de alívio |
|---|---|---|
| | | |
| | | |
| | | |
| | | |

### Comentários

# Livro de registo da dor

| Data :- | | Sef | Tef | Quf | Quf | Sef | Sab | Dom |
|---|---|---|---|---|---|---|---|---|

## Área de dor

| Início | Fim |
|---|---|
| | |
| Duração | |
| | |

| Local do corpo | |
|---|---|
| | |
| Frente | Verso |
| Esquerda | Direita |

### Severidade

| 1 | 2 | 3 | 4 | 5 | 6 | 7 | 8 | 9 | 10 |
|---|---|---|---|---|---|---|---|---|---|

| Início | Fim |
|---|---|
| | |
| Duração | |
| | |

| Local do corpo | |
|---|---|
| | |
| Frente | Verso |
| Esquerda | Direita |

### Severidade

| 1 | 2 | 3 | 4 | 5 | 6 | 7 | 8 | 9 | 10 |
|---|---|---|---|---|---|---|---|---|---|

| Início | Fim |
|---|---|
| | |
| Duração | |
| | |

| Local do corpo | |
|---|---|
| | |
| Frente | Verso |
| Esquerda | Direita |

### Severidade

| 1 | 2 | 3 | 4 | 5 | 6 | 7 | 8 | 9 | 10 |
|---|---|---|---|---|---|---|---|---|---|

### Energia

☆ ☆ ☆ ☆ ☆

### Actividade

☆ ☆ ☆ ☆ ☆

### Dormir

☆ ☆ ☆ ☆ ☆

| Outros Sintomas | Gatilhos | Medidas de alívio |
|---|---|---|
| | | |
| | | |
| | | |
| | | |

### Comentários

| |
|---|
| |
| |

www.ingramcontent.com/pod-product-compliance
Lightning Source LLC
Chambersburg PA
CBHW061542050726
47593CB00002B/874